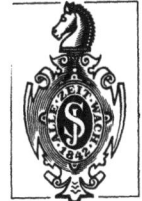

Die gastroenterologischen Fibeln werden herausgegeben von S. Müller-Lissner und H. R. Koelz.

Weitere Bände zu den Themen Leber, Galle, Kolon sind in Vorbereitung.

S. Müller-Lissner H. R. Koelz

Dyspepsie-fibel

Springer-Verlag
Berlin Heidelberg New York
London Paris Tokyo
Hong Kong Barcelona

Prof. Dr. med. S. MÜLLER-LISSNER
Abteilung Gastroenterologie, Medizinische Klinik,
Ludwig-Maximilians-Universität, Innenstadtkliniken,
Ziemssenstraße 1
W-8000 München 2, Bundesrepublik Deutschland

PD Dr. med. H. R. KOELZ
Abteilung Gastroenterologie, Medizinische Klinik,
Triemli-Spital, CH-8063 Zürich

ISBN-13: 978-3-540-53152-4   e-ISBN-13: 978-3-642-76077-8
DOI: 10.1007/978-3-642-76077-8

CIP-Titelaufnahme der Deutschen Bibliothek
Müller-Lissner, Stefan: Dyspepsiefibel / S. Müller-Lissner ; H. R. Koelz. -
Berlin ; Heidelberg ; New York ; London ; Paris ; Tokyo ; Hong Kong ;
Barcelona : Springer, 1991
ISBN-13: 978-3-540-53152-4 (Berlin ...)

NE: Koelz, Hans R.:

Das Werk ist urheberrechtlich geschützt. Die dadurch begründeten Rechte, insbesondere die der Übersetzung, des Nachdrucks, des Vortrags, der Entnahme oder der Vervielfältigung auf anderen Wegen und der Speicherung in Datenverarbeitungsanlagen, bleiben, auch bei nur auszugsweiser Verwertung, vorbehalten. Eine Vervielfältigung dieses Werkes oder von Teilen dieses Werkes ist auch im Einzelfall nur in den Grenzen der gesetzlichen Bestimmungen des Urheberrechtsgesetzes der Bundesrepublik Deutschland vom 9. September 1965 in der jeweils geltenden Fassung zulässig. Sie ist grundsätzlich vergütungspflichtig. Zuwiderhandlungen unterliegen den Strafbestimmungen des Urheberrechtsgesetzes.

© Springer-Verlag Berlin Heidelberg 1991

Die Wiedergabe von Gebrauchsnamen, Handelsnamen, Warenbezeichnungen usw. in diesem Werk berechtigt auch ohne besondere Kennzeichnung nicht zu der Annahme, daß solche Namen im Sinne der Warenzeichen- und Markenschutz-Gesetzgebung als frei zu betrachten wären und daher von jedermann benutzt werden dürften.

Produkthaftung: Für Angaben über Dosierungsanweisungen und Applikationsformen kann vom Verlag keine Gewähr übernommen werden. Derartige Angaben müssen vom jeweiligen Anwender im Einzelfall anhand anderer Literaturstellen auf ihre Richtigkeit überprüft werden.

Gesamtherstellung: Appl, Wemding
2121/3130/543210 - Gedruckt auf säurefreiem Papier

Vorwort

Die vorliegende Dyspepsiefibel richtet sich – wie die beiden vorausgegangenen Büchlein dieser Reihe, die Refluxfibel und die Ulkusfibel – an den praktizierenden Arzt. Ein Schwerpunkt liegt dabei auf den Ursachen der Dyspepsie, die bei der üblichen Diagnostik in der Regel nicht zu erkennen sind, nämlich Motilitätsstörungen des oberen Gastrointestinaltrakts. Nach einer knappen Besprechung dieser Krankheitsbilder werden Empfehlungen zum diagnostischen und therapeutischen Vorgehen bei Patienten mit Dyspepsie gegeben. Die Empfehlungen basieren auf dem neuesten Erkenntnisstand.

Dem Springer-Verlag ist es zu verdanken, daß die Herstellung dieser Fibel rasch vonstatten ging.

Herbst 1990   Stefan Müller-Lissner
                                             Hans Rudolf Koelz

Inhaltsverzeichnis

Einleitung 1

Grundlagen 2
Häufigkeit der Dyspepsie 2
Gastrointestinale Motilität 4
Übelkeit und Erbrechen 6
Motilitätswirksame Medikamente 8
Schmerz 10
Gastrointestinales Gas 12
Gastritis und Duodenitis 16
Dyspepsie als unerwünschte Arzneimittelwirkung . . 18

Motilitätsbedingte Ursachen der Dyspepsie 20
Ösophagus: Physiologie 20
Gastroösophageale Refluxkrankheit 22
Andere Motilitätsstörungen des Ösophagus 28
Magen: Physiologie der Magenentleerung 32
Gestörte Magenentleerung 34
Gallerefluxsyndrom 40
Chronisch intermittierende intestinale
Pseudoobstruktion 42
Gallenwege: Biliäre Schmerzen - Physiologie und
Pathophysiologie 44
Biliäre Schmerzen nach Ausschluß von
Konkrementen - Diagnostik und Therapie 46

Praktisches Vorgehen 48
Basisdiagnostik 48
Probatorische symptomatische Therapie 50
Pharyngeale und retrosternale Beschwerden 52
Oberbauchbeschwerden 56
Mittelbauchbeschwerden 60
Beschwerden nach Magenoperationen 62
Dyspepsie ungeklärter Ursache 64

Literatur 67

Einleitung

Diese Fibel befaßt sich mit der *chronischen Dyspepsie*. Darunter verstehen wir Symptome von wenigstens 3 Wochen Dauer, die vom Arzt auf Ösophagus, Magen, Dünndarm, Gallenwege oder Pankreas bezogen werden, unabhängig von ihrer zeitlichen Beziehung zur Nahrungsaufnahme. Davon ausgenommen sind Ikterus und Blutung.

Wenn die übliche Abklärung mittels Anamnese, körperlicher Untersuchung, Labor, abdomineller Sonographie und Gastroskopie keine Ursache der Dyspepsie erkennen läßt, so wird zur Bezeichnung der Beschwerden meist eines der folgenden Synonyme verwendet: nichtulzeröse Dyspepsie, (hyperazider) Reizmagen, Magenübersäuerung, Gastritis (ohne histologischen Befund) sowie funktionelle oder psychogene Oberbauchbeschwerden. Keiner dieser Begriffe wird der Situation gerecht. Theoretisch wäre die Bezeichnung „Abdominalbeschwerden unklarer Ursache" (in Analogie zum „Fieber unklarer Ursache") so lange zu verwenden, wie keine spezifische Diagnose gestellt werden kann. Die damit ausgedrückte Unsicherheit befriedigt aber weder den Arzt noch den Patienten.

Der Dyspepsie liegen häufig Störungen der gastrointestinalen Motilität zugrunde. Es gibt viele Darstellungen der klassischen Ursachen der Dyspepsie, aber nur wenige der Motilitätsstörungen. Bei diesen liegt daher das Schwergewicht dieser Fibel.

Grundlagen

Häufigkeit der Dyspepsie

Die Dyspepsie ist in unserem Kulturkreis häufig; sie führt jedoch nur bei jedem fünften Betroffenen zum Arztbesuch. Die Mehrheit der Patienten, die wegen chronischer Dyspepsie einen Arzt aufsuchen, bleibt ohne Diagnose. Aber auch nach Einsatz der in dieser Fibel genannten zusätzlichen Untersuchungsmethoden läßt sich nicht bei jedem Patienten eine Ursache der Beschwerden finden.

Die Dyspepsie hat eine große sozioökonomische Bedeutung. Größer als die direkten Krankheitskosten sind die indirekten Kosten durch Arbeitsausfall. Patienten mit Dyspepsie sind pro Jahr 3-4 Wochen länger krankgeschrieben als der Durchschnitt der Bevölkerung.

Häufigkeit der Dyspepsie

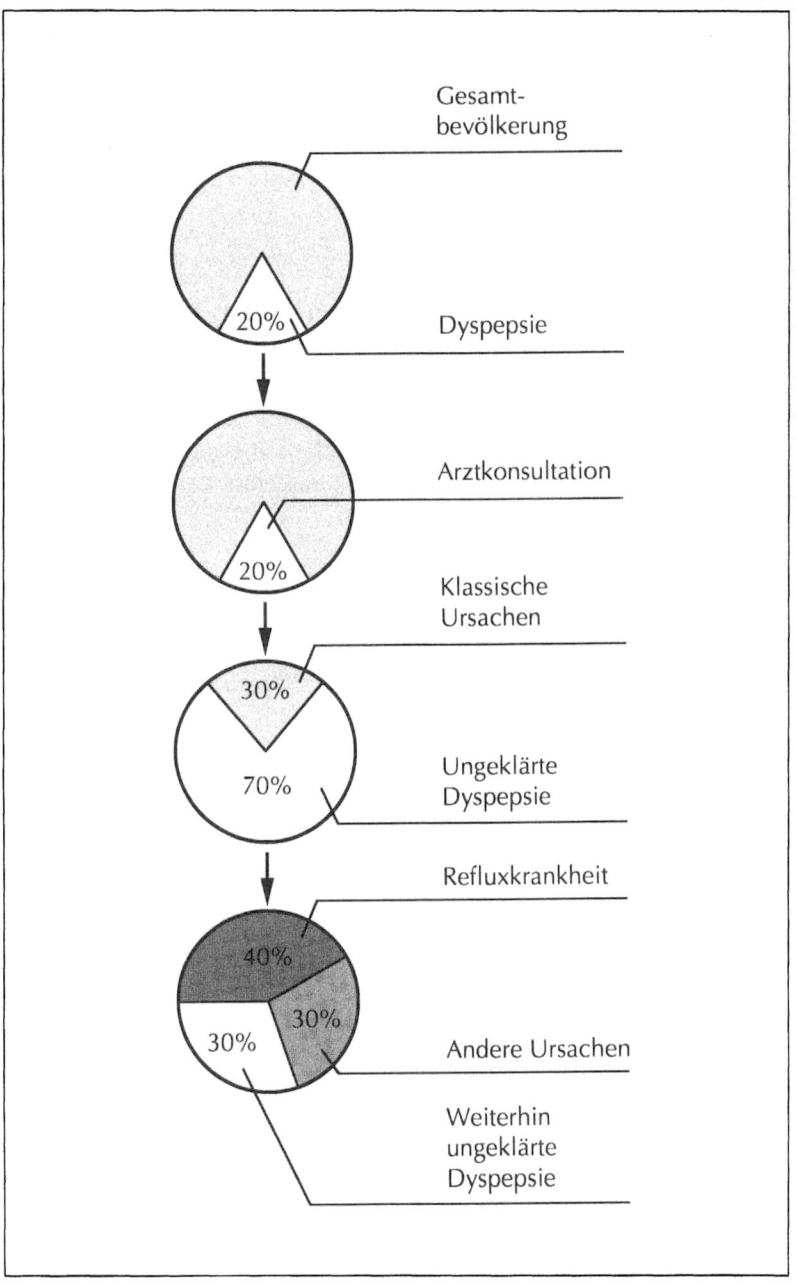

Gastrointestinale Motilität

Organisation

Der Gastrointestinaltrakt verfügt durch sein intrinsisches Nervensystem über eigene Motilitätsmuster, die durch das extrinsische Nervensystem und humorale Faktoren (z. B. gastrointestinale Hormone wie Motilin) beeinflußt werden.

Im ganzen Magen-Darm-Kanal mit Ausnahme des proximalen Magens kann durch Wanddehnung eine Peristaltik ausgelöst werden.

Sphinkteren

Die verschiedenen Organe des Gastrointestinaltrakts sind durch tonisch kontrahierte Sphinkteren voneinander getrennt. Diese erschlaffen, um Organinhalt passieren zu lassen.

Gastrointestinale Motilität

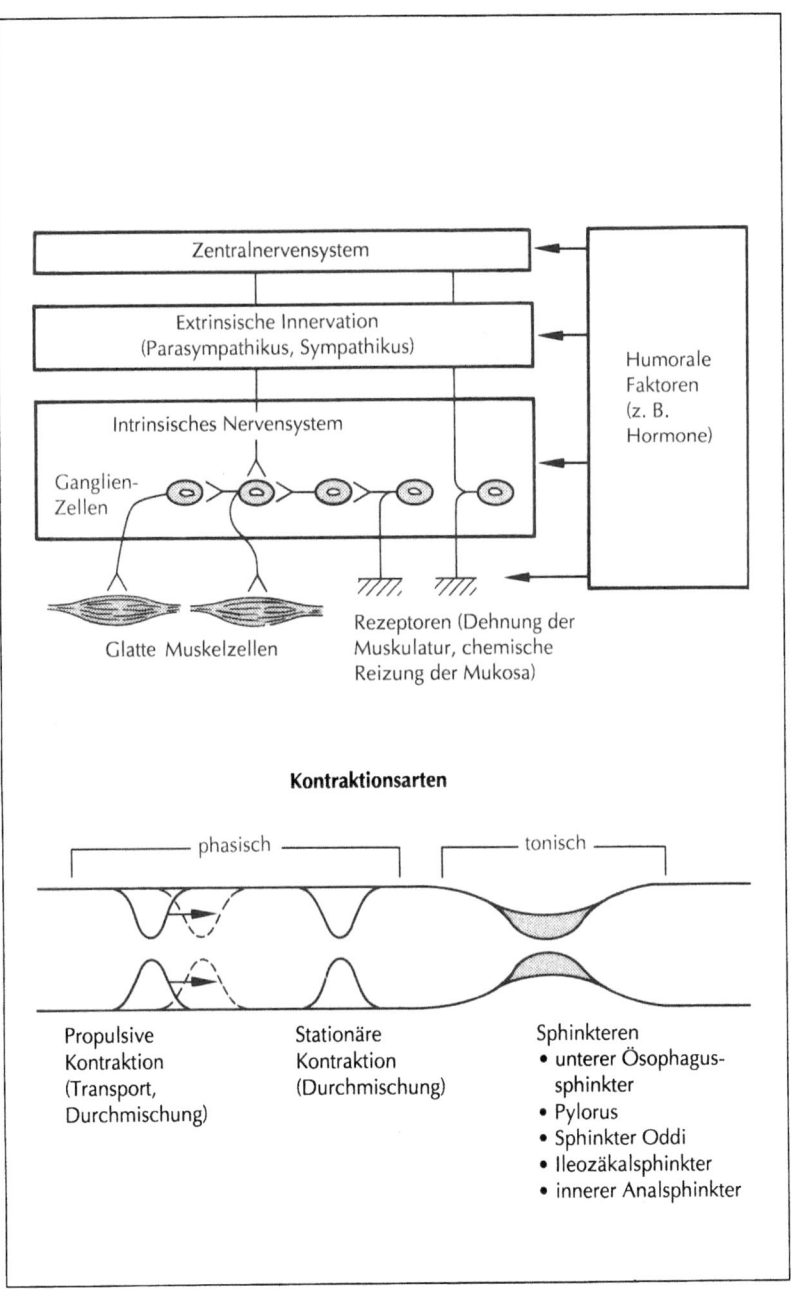

Übelkeit und Erbrechen

Das in der Medulla oblongata gelegene Brechzentrum steuert über sympathische, parasympathische und somatische Efferenzen Übelkeit, Würgen und Erbrechen.
Die Chemorezeptor-Trigger-Zone liegt am Boden des IV. Hirnventrikels. Im Gegensatz zum Brechzentrum befindet sie sich außerhalb der Blut-Hirn-Schranke.

Übelkeit und Erbrechen

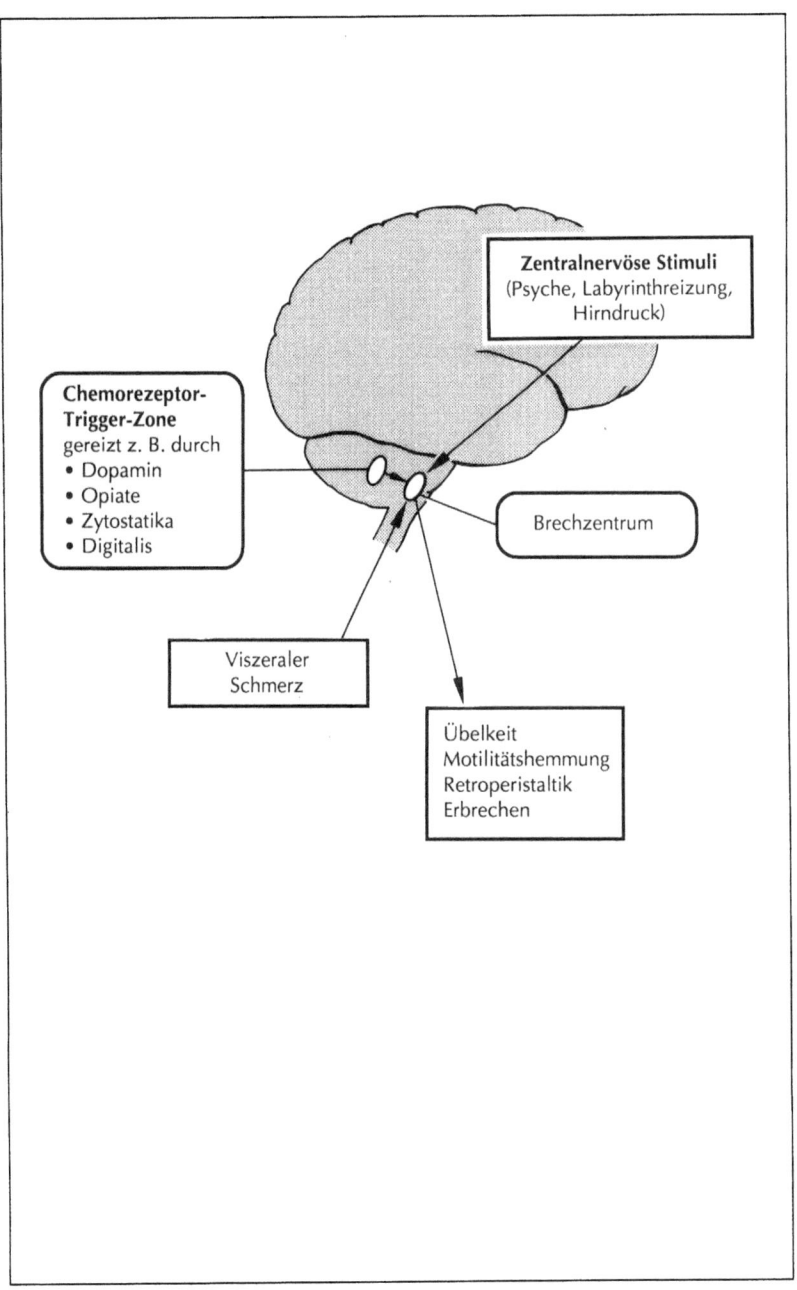

Grundlagen

Motilitätswirksame Medikamente

Motilitätshemmende Medikamente

Motilitätshemmend wirken Anticholinergika, Adrenergika (z. B. Dopamin), Nitrate, Kalziumantagonisten, Papaverin und Derivate (z. B. Hymechromon). Viele Psychopharmaka haben anticholinerge Nebenwirkungen und hemmen dadurch ebenfalls die Motilität.

Erbrechen

Bei Erbrechen ist die *orale* Verabreichung von Antiemetika nicht sinnvoll.

Motilitätswirksame Medikamente

Motilitätsfördernde Medikamente (Prokinetika)

Wirkungen und Nebenwirkungen ■ starke Wirkung bzw. Nebenwirkung
☐ schwache Wirkung bzw. Nebenwirkung

	Domperidon	Metoclopramid	Cisaprid	Klassische Cholinergika
Zentral antiemetisch	■	■	—	—
Prokinetisch	☐	☐	☐	☐
	■	■	■	■
	?	?	☐	☐
	?	?	☐	☐
Extrapyramidale Nebenwirkungen	☐	■	—	—
Prolaktinfreisetzung	■	■	—	—
Cholinerge Nebenwirkungen	—	—	—	■
Wirkungsmechanismen und Dosierung				
Dopaminantagonistisch	+	+	—	—
Indirekt cholinerg	—	+	+	—
Direkt cholinerg	—	—	—	+
				z. B. Bethanechol
Dosis p. o.	3 bis 4mal 10 - 20 mg	3 bis 4mal 10 mg[a]	3 bis 4mal 5 - 10 mg	3 bis 4mal 10 mg

[a] Bei Erbrechen als Suppositorien à 10 oder 20 mg oder als i. v. Injektionslösung

Schmerz

Solange eine Störung der Bauchorgane die Organgrenze nicht überschritten hat, klagt der Patient meist über einen typischen „viszeralen" Schmerz, der subjektiv schlecht lokalisierbar ist. Bei Störung der unpaarigen Organe wird er im allgemeinen in der Mittellinie empfunden. Oft ist die Ursache eine Dehnung oder Spasmen von Hohlorganen. Auch die von den Gallenwegen ausgehenden Beschwerden werden in der Regel etwa in der Körpermittellinie lokalisiert; bei sehr starkem Schmerz kann eine deutliche Schmerzverlagerung nach rechts mit Ausstrahlung gegen den Rücken und die rechte Schulter angegeben werden.

Eine sichere Organzuordnung aufgrund der Schmerzlokalisation ist nicht möglich.

Schmerz bei Funktionsstörungen

- **Entstehung**

  Meist typischer "viszeraler" Schmerz durch Dehnung und/oder Spasmen der Hohlorgane

- **Empfindung**

  Schwelle für viszerale (aber nicht somatische) Schmerzreize erniedrigt

- **Verarbeitung und Bewertung**

  Häufig Furcht, daß eine gefährliche Krankheit vorliegt. Symptome oft durch psychische Probleme verstärkt, jedoch selten rein psychogen

- **Lokalisation und Organzuordnung**

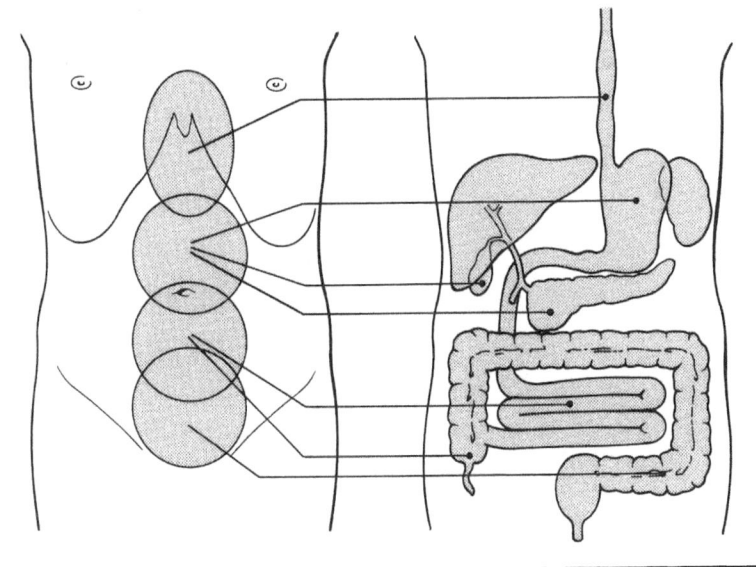

Gastrointestinales Gas - Physiologie

Gastrointestinales Gas setzt sich hauptsächlich aus Stickstoff, Sauerstoff, Wasserstoff, Kohlendioxid und Methan zusammen. Schwefelwasserstoff und andere unangenehm riechende Gase werden am leichtesten wahrgenommen, sind jedoch nur in Spuren vorhanden.

Meteorismus, Flatulenz

Bei der Klage über „Blähungen" ist zwischen vermehrtem gastrointestinalem Gasgehalt (Meteorismus) und vermehrtem, besonders übelriechendem, Gasabgang per anum (Flatulenz) zu unterscheiden.

Meteorismus ist meist ein intermittierendes Symptom und bei der ärztlichen Visite oft nicht vorhanden. Anamnestisch ist ein Meteorismus fast sicher, wenn der Patient angibt, daß im Anfall die Kleidung zu eng wird. Am besten ist es, wenn im Anfall eine Abdomenübersichtsaufnahme angefertigt werden kann, welche auch eine Lokalisation des Gases und Hinweise auf eine Obstruktion zeigen kann.

Gastrointestinales Gas – Physiologie

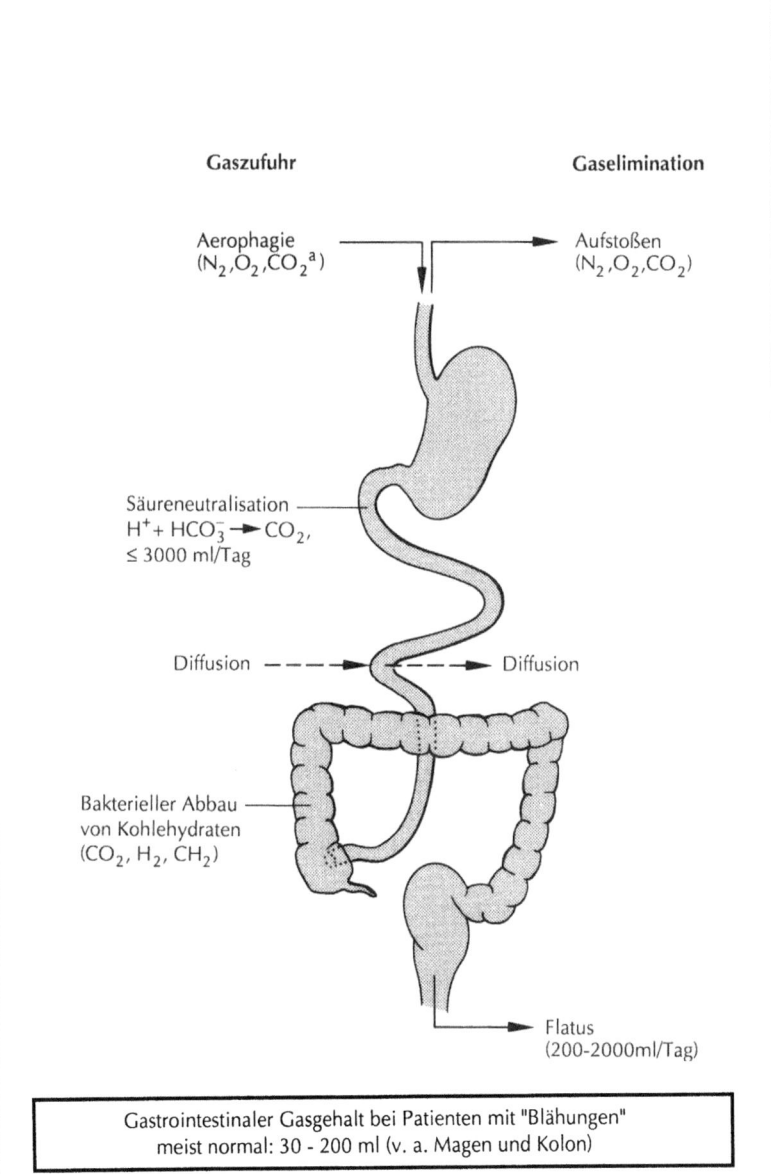

Gastrointestinaler Gasgehalt bei Patienten mit "Blähungen" meist normal: 30 - 200 ml (v. a. Magen und Kolon)

[a] CO_2 - Zufuhr durch Einnahme kohlensäurehaltiger Getränke

Grundlagen

Gastrointestinales Gas - Diagnose und Therapie

Erhöhter Gasgehalt des Magens

Eine übergroße Gasblase ist meist durch Aerophagie bedingt. Psychischer Streß führt zu vermehrtem Luftschlucken. Bei wiederholtem willkürlichem Aufstoßen gelangt meist mehr Luft in den Magen, als aus ihm entfernt wird.

Es ist unklar, ob durch duodenogastralen Reflux in den Magen gelangtes Bicarbonat wesentlich zur Gasproduktion des Magens beiträgt. Das gleiche gilt für CO_2, welches bei Helicobacter-pylori-Gastritis durch Harnstoffspaltung entsteht (s. S. 16).

Gas im Dünndarm

Mehr als einige Gasblasen im Dünndarm sind pathologisch und ein Hinweis auf eine Paralyse oder eine Obstruktion weiter distal.

Erhöhter Gasgehalt des Kolons

Gas im Kolon entsteht durch lokale bakterielle Zersetzung von unverdauten und nicht absorbierten Kohlenhydraten oder stammt aus verschluckter Luft. Eine häufige Ursache ist ein Laktasemangel (in Europa 5-20% der Bevölkerung). Eine Intoleranz gegenüber Milch und Milchprodukten ist nur etwa der Hälfte der betroffenen Patienten bewußt. Auch Yoghurt enthält noch unvergorene Laktose, führt aber meist nicht zu Symptomen, da es selbst eine Laktaseaktivität aufweist. Zur Diagnostik wird eine Laktosebelastung (50-100 g) durchgeführt; wichtigstes Kriterium ist das Auftreten von Beschwerden innerhalb weniger Stunden. Andere Kohlenhydrat-Absorptionsstörungen wie Trehalasemangel (Unverträglichkeit von Pilzen) sind selten.

Therapie bei unklarer Ursache

Bei Klagen über Meteorismus hat die Therapie mit einem Prokinetikum (s. S. 9) gute Erfolgsaussichten. Die Wirksamkeit von Aktivkohle und oberflächenaktiven Substanzen wie Dimethicon ist nicht gesichert.

Gastrointestinales Gas – Diagnose und Therapie

Ursache	Diagnose	Therapie
Aerophagie, Unmöglichkeit des Aufstoßens	Radiologisch Magenblase vergrößert	Verhaltenstherapie: Willkürliches Aufstoßen vermeiden, keine CO_2-haltigen Getränke
Erhöhte Gasproduktion im Kolon		
• Kohlenhydratmalabsortion		
• Laktasemangel	Blähungen u./o. Diarrhö nach Milchprodukten; Laktosebelastung	Meiden von Laktose
• Einnahme unverdaulicher Kohlenhydrate[a]	Anamnese, Eliminationsdiät	Vermeiden verdächtiger Nahrungsmittel
• Fettmalabsorption	Steatorrhö, Mangelsymptome; Dünndarm- und Pankreasuntersuchung	Je nach Ursache
Gestörte Gasentleerung aus dem Kolon		
• Obstruktion durch organische Stenose oder Koprostase	Endoskopische und radiologische Untersuchungen	
• Pseudoobstruktion	(s. S. 42)	
Nicht eruierbar	Ausschluß anderer Ursachen	Prokinetikum (s. S. 9)

[a] Zum Beispiel Ballaststoffe, Hülsenfrüchte, Kohl, Kaffee, Lebensmittelzusätze wie Sorbit

Gastritis und Duodenitis

Helicobacter-pylori-Gastritis

Die Oberflächengastritis galt während der letzten 20 Jahre als lediglich histologischer Befund ohne klinisches Korrelat. Die Aufklärung der ursächlichen Rolle von Helicobacter pylori (früher Campylobacter pylori) und kontrollierte Studien mit Wismutpräparaten zeigten, daß diese Form der Gastritis bei einer Minderheit der Patienten zu Beschwerden führen kann.

Gastritis und Duodenitis

Helicobacter-pylori-bedingte Gastritis

Beschwerden:	Meist keine; gelegentlich uncharakteristische Oberbauchbeschwerden
Diagnose:	Biopsie: chronisch-aktive Oberflächengastritis v. a. im Antrum; Nachweis von Helicobacter pylori
Therapie:	Selten indiziert: Wismut-Subzitrat [a], evtl. zusätzlich Antibiotika [b]
Kommentar:	Sehr häufiger Befund (etwa 25% der Normalbevölkerung); als Ursache von Dyspepsie fraglich.

Erosive Gastritis und Duodentis

Beschwerden:	Häufig keine, manchmal Oberbauchschmerzen wie bei peptischem Ulkus
Diagnose:	Gastroskopie
Therapie:	H_2-Blocker [c]; meist keine Kontrollendoskopie nötig
Kommentar:	Zusammenhang zwischen Beschwerden und Erosionen im Duodenum enger als im Magen

Mukosaatrophie

Beschwerden:	Keine Abdominalbeschwerden
Diagnose:	Biopsie
Therapie:	Bei Achlorhydrie mit Perniziosa Vitamin-B_{12}-Substitution. Sonst keine Therapie
Kommentar:	Bei Perniziosa Gastroskopie alle 1-2 Jahre (erhöhtes Malignomrisiko)

---

[a] Wismut-Subzitrat täglich 480 mg (in 2 oder 4 Dosen) für 4 Wochen

[b] Noch keine kontrollierten Studien; evtl. zusätzlich Amoxicillin und Metronidazol

[c] Dosierung wie bei Ulkuskrankheit

Dyspepsie als unerwünschte Arzneimittelwirkung

Über dyspeptische Beschwerden wird bei vielen Arzneimitteln berichtet. Bei den meisten ist die Kausalität fragwürdig.

Antirheumatika

Alle nichtsteroidalen Antirheumatika können zu gastrointestinalen Erosionen und Ulzera führen. Häufig bleiben diese Läsionen asymptomatisch. Umgekehrt treten häufig Beschwerden ohne sichtbare Läsion auf. Die meisten Ulkusmedikamente können die Schädigung mindern oder verhindern. Es ist unklar, ob Kortikosteroide zu Dyspepsie führen.

Übelkeit, Erbrechen

Auch über diese Symptome wird bei vielen Medikamenten berichtet. Unter einer zytostatischen Therapie treten sie besonders häufig auf.

Gastrointestinaler Angriffspunkt

- Nichtsteroidale Antirheumatika
- Reserpin
- Dopaminergika
- Opiate

Angriff an der Chemorezeptor-Trigger-Zone (s. S. 6)

- Digitalis
- Dopaminergika
- Opiate
- Chinin
- Zytostatika (besonders Cisplatin)

Motilitätsbedingte Ursachen der Dyspepsie

Ösophagus: Physiologie

Normaler Schluckakt

Der normale Schluckakt besteht aus einer Reihe von Reflexen, die durch Berührung des Speisebolus mit dem Zungengrund ausgelöst werden. Nach Hochsteigen des Larynx und Verschluß der Glottis kommt es zu einer Pharynxkontraktion und einer gleichzeitigen Öffnung des oberen Ösophagussphinkters. Damit wird der Bolus in den Ösophagus transportiert.

Eine peristaltische Welle bringt ihn nach distal. Der untere Sphinkter erschlafft für einige Sekunden und läßt den Bolus in den Magen passieren.

Physiologie

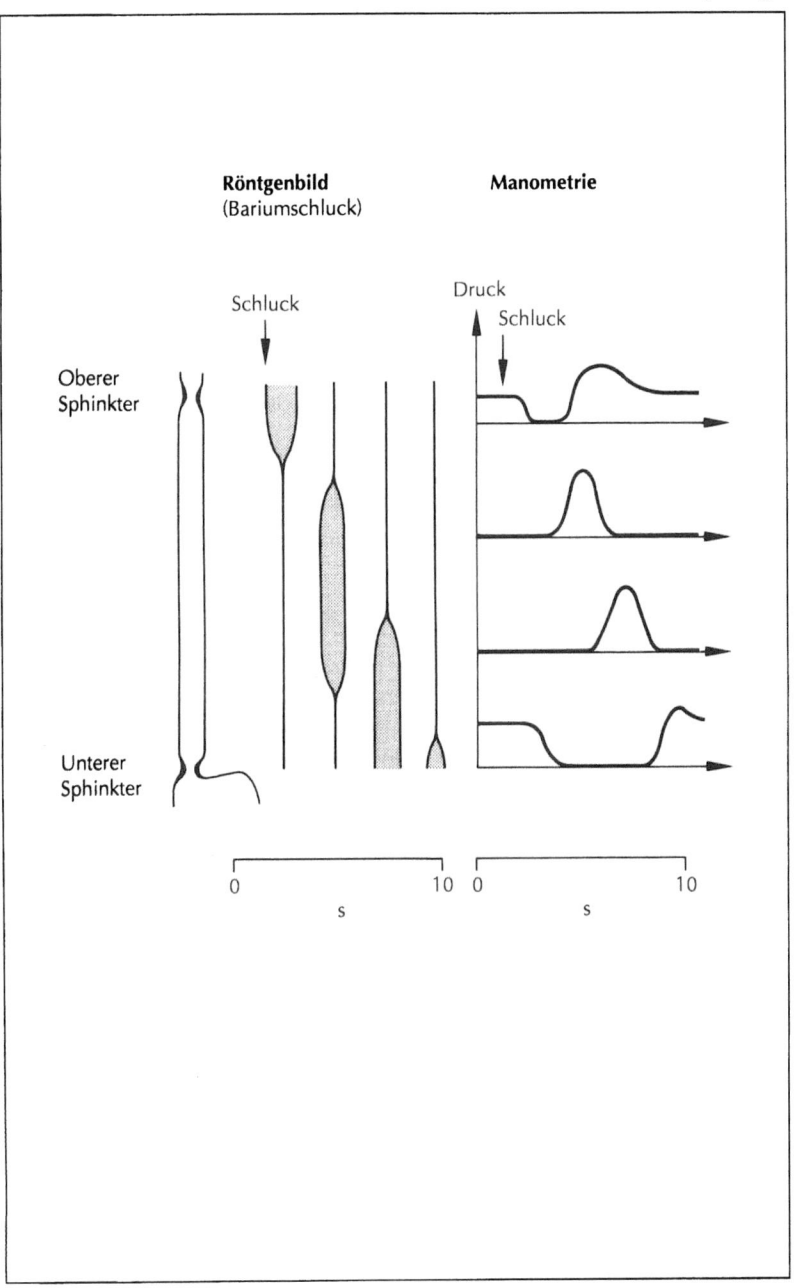

Gastroösophageale Refluxkrankheit - Pathogenese

Die wichtigste Störung bei der Refluxkrankheit betrifft den unteren Ösophagussphinkter (UOS).

Primäre Refluxkrankheit

Ihre Ursache ist unbekannt. Meist besteht gleichzeitig eine axiale Hiatushernie. Eine unzeitgemäße Erschlaffung des UOS ist der häufigste Mechanismus bei leichtem Reflux, wie er für die Refluxkrankheit ohne endoskopisch erkennbare Ösophagitis typisch ist.

Sekundäre Refluxkrankheit

Sie ist Folge eines meist leicht erfaßbaren anderen Leidens, z. B. Zerstörung oder Entfernung des UOS, neuromuskuläre Erkrankungen mit Beteiligung des mittleren und distalen Ösophagus, gestörte Magenentleerung, Schwangerschaft.

Gastroösophageale Refluxkrankheit – Pathogenese

Refluxmechanismen bei primärer Refluxkrankheit

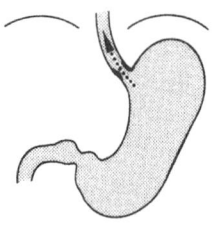
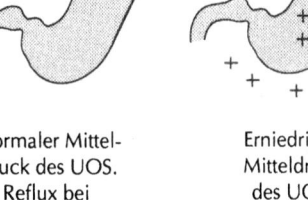
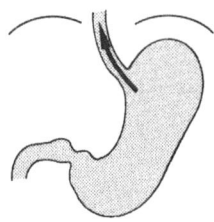

Normaler Mitteldruck des UOS. Reflux bei kurzfristiger unzeitgemäßer Erschlaffung des UOS

Erniedrigter Mitteldruck des UOS. Reflux bei erhöhtem intraabdominalem Druck

Funktionell fehlender UOS. Freier Reflux

Refluxfördernde Faktoren

- Gestörte Ösophagusperistaltik
- Horizontale Körperlage
- Verzögerte Magenentleerung
- Zigarettenrauchen, Alkohol
- Medikamente: Sedativa, Spasmolytika, Anticholinergika
- Opulente Mahlzeiten
- Adipositas
- Bauchpresse (z. B. bei Obstipation)
- Enge Kleidung

Gastroösophageale Refluxkrankheit – Refluxfolgen, Diagnose

Der Schweregrad der Refluxkrankheit wird hauptsächlich durch die Expositionszeit der Ösophagusschleimhaut mit aggressivem Refluat bestimmt.

Diagnose

Die Anamnese ist bei etwa der Hälfte der Patienten uncharakteristisch. Diese benötigen eine weitere Abklärung durch Endoskopie. Bei typischen Veränderungen (Erosionen, Ulzera, Stenose im distalen Ösophagus) sind im allgemeinen keine weiteren Untersuchungen notwendig. Histologische Untersuchungen helfen nicht weiter. Wenn sich jedoch keine makroskopischen Veränderungen finden, kann die Diagnose „Refluxkrankheit" durch eine Langzeit-pH-Metrie gesichert werden.

Gastroösophageale Refluxkrankheit – Refluxfolgen, Diagnose

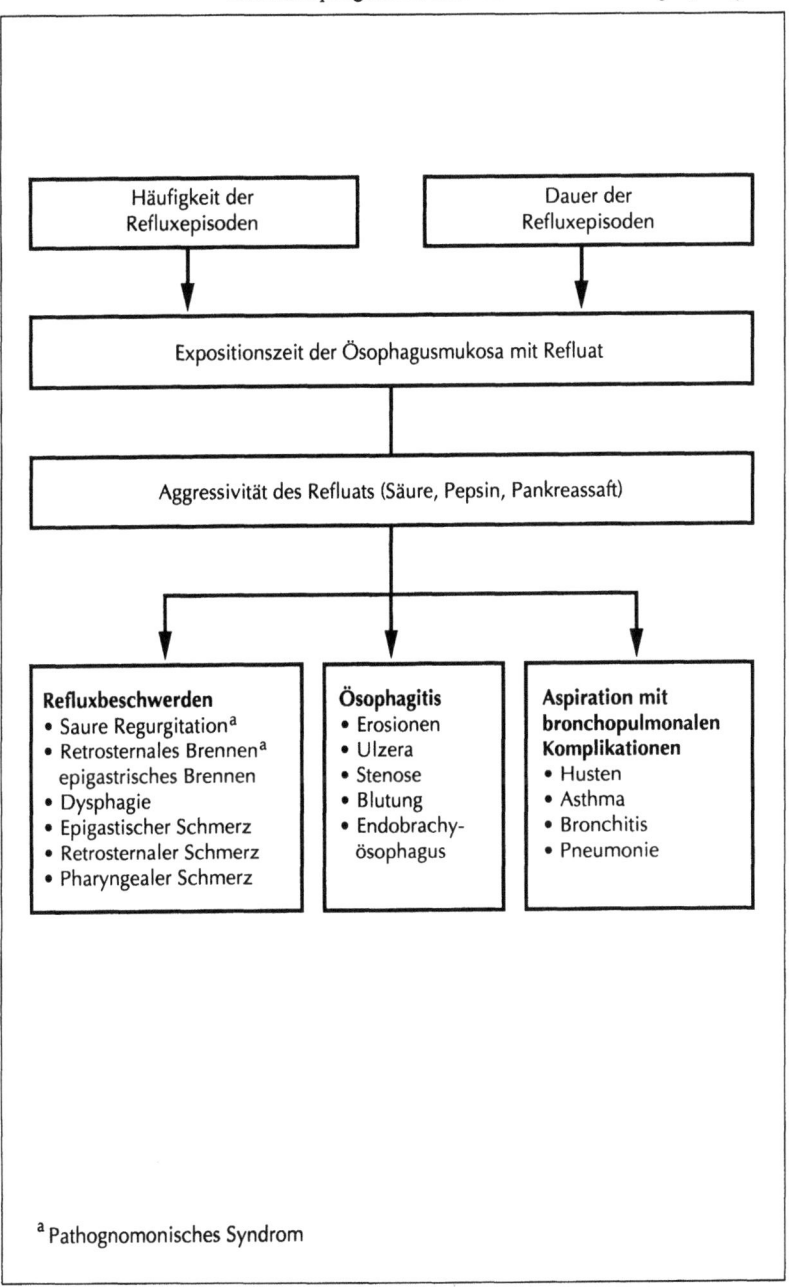

Ösophagus

Gastroösophageale Refluxkrankheit - Therapie

Allgemeine Maßnahmen sind oft schwierig durchzuführen und sollen gezielt eingesetzt werden.

Bei *Refluxkrankheit ohne Ösophagitis* und fehlendem Ansprechen auf Antazida oder ein Antazidum-Alginsäure-Gemisch sind H_2-Blocker einzusetzen. Eine eigentliche „Kur" mit einer fixen Dosierung über eine bestimmte Zeit ist im allgemeinen nicht notwendig. Der Patient soll das Medikament möglichst vor dem Zeitpunkt der erwarteten Beschwerden einnehmen, morgens bei Refluxsymptomen tagsüber, abends bei nächtlichem Reflux.

Je nach endoskopischem Schweregrad ist bei *erosiv-ulzeröser Ösophagitis* ein H_2-Blocker oder Omeprazol einzusetzen. Bei persistierenden Beschwerden nach 4-6 Wochen Therapie sowie bei schwerer Ösophagitis ist eine Kontrollendoskopie gerechtfertigt. Omeprazol soll nur ausnahmsweise als Langzeittherapie gegeben werden.

Gastroösophageale Refluxkrankheit – Therapie

Allgemeine Maßnahmen:
- Kopfende des Bettes hochstellen
- Keine opulenten Mahlzeiten
- Kein spätes Abendessen
- Nikotinabstinenz
- Bei Adipositas Gewichtsreduktion
- Motilitätshemmende Medikamente wenn möglich absetzen (s. S. 8)

plus **Medikamente:**
- Refluxkrankheit ohne endoskopisch sichtbare Ösophagitis: Antazidum oder Alginsäure/Antazidum oder H_2-Blocker [a] oder Prokinetikum (s. S. 9) nach Bedarf
- Refluxkrankheit mit Ösophagitis
  - Leichte Ösophagitis: H_2-Blocker [b]
  - Schwere Ösophagitis: Omeprazol [c]

plus **Bougierung** bei peptischer Stenose

Operation (z. B. Fundoplicatio) bei schwerer therapieresistenter oder häufig rezidivierender Ösophagitis und geringem Operationsrisiko diskutieren.
Bei Refluxkrankheit ohne Ösophagitis nicht indiziert

---

[a] 1- bis 2mal täglich: Ranitidin 150 mg, Cimetidin 400 mg, Famotidin 20 mg, Nizatidin 150 mg oder Roxatidin 75 mg
[b] 2mal täglich wie [a]
[c] 40 mg am Morgen

Ösophagus

Andere Motilitätsstörungen des Ösophagus

Motilitätsstörungen der Speiseröhre finden sich bei einem Teil der Patienten mit nicht kardialen Brustschmerzen oder Dysphagie. Motilitätsstörung und Symptome treten bei manchen Störungen nur anfallsweise auf. Die Ätiologie der meisten Störungen ist unbekannt.

Diagnostik

Zur Identifizierung von Motilitätsstörungen sind die Röntgenuntersuchung und die Manometrie geeignet.

Therapie des diffusen Spasmus

Eine Aufklärung über die Harmlosigkeit der Beschwerden ist entscheidend. Im Anfall ist ein Versuch mit Nitraten (Kapseln oder Spray) zu empfehlen. Eine wirksame Anfallsprophylaxe ist nicht bekannt.

Achalasie

Sie wird häufig trotz typischer Symptomatik spät erkannt. Frühformen ohne Erweiterung des Ösophagus sind radiologisch nicht erkennbar. Sie erfordern zur Diagnosestellung eine Manometrie.

Ein Karzinom im Bereich der Kardia kann achalasieähnliche Störungen verursachen („Pseudoachalasie"). Daher ist auch bei typischem Röntgenbefund eine Endoskopie indiziert. Vor allem bei kurzer Anamnese sollte auch eine Computertomographie der Kardiaregion durchgeführt werden.

Die pneumatische Dilatation der Kardia ist meist wirksam und komplikationsarm. Medikamentösen Therapieversuchen kommt keine praktische Bedeutung zu. Eine chirurgische Therapie ist erst nach dem Versagen mehrerer Dilatationen angezeigt.

Pulsionsdivertikel

Sie können Folge eines diffusen Spasmus oder einer Achalasie (hypermotile Form) sein.

Andere Motilitätsstörungen des Ösophagus

Diffuser Ösophagospasmus

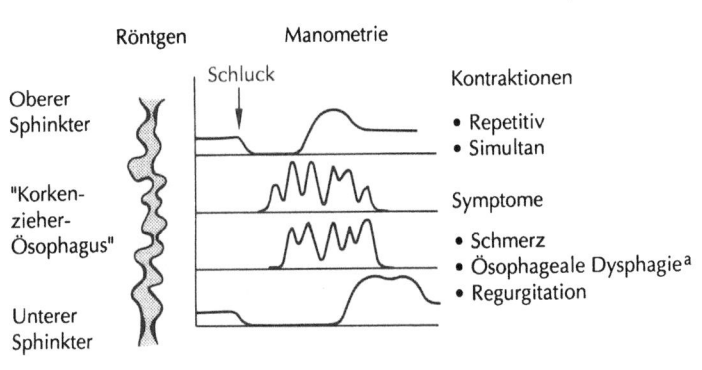

Röntgen — Oberer Sphinkter, "Korkenzieher-Ösophagus", Unterer Sphinkter

Manometrie — Schluck

Kontraktionen
- Repetitiv
- Simultan

Symptome
- Schmerz
- Ösophageale Dysphagie[a]
- Regurgitation

Achalasie

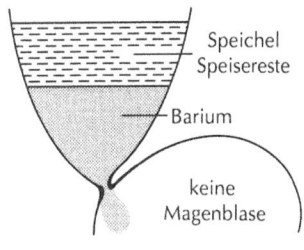

Speichel, Speisereste — Barium — keine Magenblase

- Keine Erschlaffung des unteren Sphinkters beim Schlucken
- Keine Peristaltik

Folgen
- Ösophageale Dysphagie[a]
- Regurgitation
- Aspiration
- Gewichtsabnahme

[a] Schwierigkeiten beim Schlucken, die retrosternal oder epigastrisch lokalisiert werden

Andere Motilitätsstörungen des Ösophagus

Oropharyngeale Dysphagie

Motilitätsstörungen, die zur oropharyngealen Dysphagie führen, sind durch neurogene (z. B. Apoplexie), neuromyogene (z. B. Myasthenie) oder myogene (z. B. Myotonie) Erkrankungen bedingt. Bei Kontraktion des Pharynx gegen den geschlossenen oberen Sphinkter entstehen sehr hohe Drücke, die zur Ausbildung eines Zenker-Divertikels führen können.

Motilitätsstörungen unklarer klinischer Relevanz

Weniger spezifische Störungen als die bisher genannten sind häufig, verursachen aber selten Symptome.

Gestörte Funktion des Pharynx und /oder oberen Sphinkters

Folgen

- Oropharyngeale Dysphagie (Schwierigkeit, den Bissen aus dem Pharynx in den Ösophagus zu befördern)
- Aspiration
- Zenker-Divertikel
- Regurgitation (evtl. nasal)

Motilitätsstörungen unklarer klinischer Relevanz

- Nußknackerösophagus (abnorm hohe Kontraktionsamplituden)
- gehäufte simultane nichtrepetitive Kontraktionen
- hypertensiver unterer Sphinkter

Magen: Physiologie der Magenentleerung

Der proximale Magenteil (Fundus und Korpus) ist ein Nahrungsreservoir. Er zeigt keine Peristaltik, sondern einen Tonus, dessen vagale Regulation verhindert, daß die Füllung des Magens zu einem starken Druckanstieg führt.

Über den distalen Magenteil (Antrum) laufen peristaltische Wellen zum Pylorus, die feste Nahrungsteile zerkleinern. Partikel über 1-2 mm Größe werden zunächst nicht ins Duodenum entleert. Partikel, die der Magen nicht zerkleinern kann, werden sehr viel später entleert.

Diagnostik

Die Entleerung läßt sich am genauesten szintigraphisch messen. Die Flüssigkeitsentleerung erfolgt innerhalb von 0,5-2 h, die Entleerung fester Nahrung benötigt etwa doppelt so lange. Eine starke Verzögerung der Entleerung fester Nahrung läßt sich auch endoskopisch und radiologisch erfassen (Nahrungsmittelreste nach mehr als 12 h Fasten).

Die szintigraphische Messung der Magenentleerung ist zur Objektivierung einer vermuteten Entleerungsstörung geeignet. Sie ist indiziert, wenn eine probatorische Therapie erfolglos geblieben ist und der Patient eine Beruhigung durch Sicherung der Diagnose wünscht.

Nach Magenoperationen ist eine Entleerungsmessung hilfreich, wenn ein Patient eine Magenretention aufweist und gleichzeitig ein Dumpingsyndrom (s. S. 36) möglich ist. Ebenfalls indiziert ist sie, wenn bei therapieresistenten Dumpingsymptomen eine chirurgische Therapie erwogen wird.

Physiologie der Magenentleerung

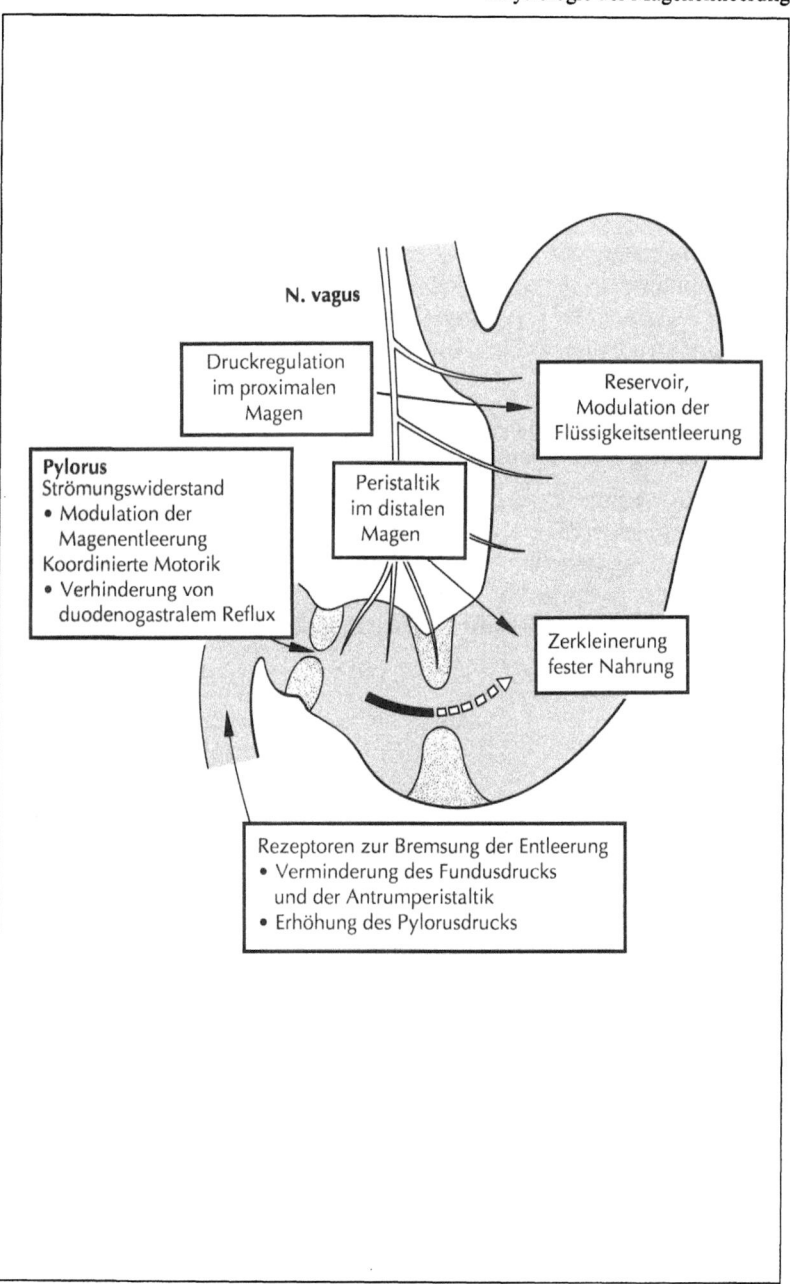

Gestörte Magenentleerung – Verzögerung

Eine Verzögerung der Magenentleerung bei akuten Krankheiten ist häufig und bereitet in der Regel keine diagnostischen Probleme. Bei einem Teil der Patienten mit Dyspepsie findet sich eine Verzögerung der Entleerung unklarer Ursache. Das Ausmaß der Störung geht den Symptomen oft nicht parallel.

Zentral bedingte Übelkeit führt zu einer Entleerungsverzögerung. Umgekehrt verursacht die Überdehnung des Magens Übelkeit.

Da die Entleerung flüssiger und fester Nahrung getrennt reguliert wird, können Sturzentleerung von Flüssigkeiten und Retention von fester Nahrung gleichzeitig bestehen. Dies kommt fast nur nach Magenoperationen vor. Ebenfalls postoperativ findet sich gelegentlich eine Entleerungsstörung für unverdauliche Nahrungsbestandteile. Dies begünstigt die Bildung von Bezoaren.

Gestörte Magenentleerung - Verzögerung

Ursachen

- Obstruktion (Narben, Tumoren)
- Muskelerkrankungen (z. B. Sklerodermie)
- Neurologische Störungen (z. B. diabetische Neuropathie, Denervierung des Antrums bei Vagotomie)
- Pharmakologisch (z.B. Anticholinergika, Adrenergika, Dopamin, Opiate)
- Infektiös (Chagas-Krankheit)
- Unbekannte Ursache (am häufigsten)

Folgen

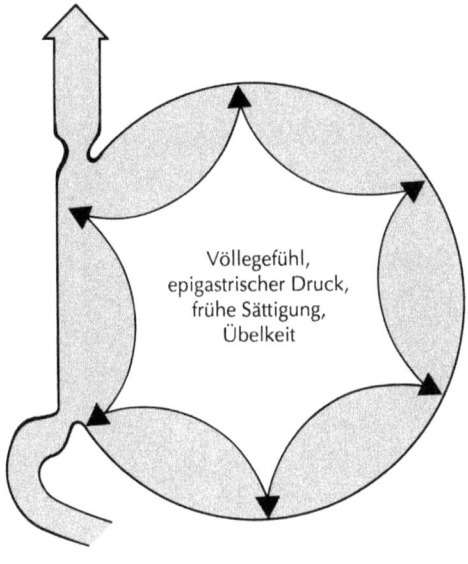

Sekundäre Refluxösophagitis, Erbrechen, hypochlorämische Alkalose, Hypokaliämie, Exsikkose, Gewichtsabnahme

Völlegefühl, epigastrischer Druck, frühe Sättigung, Übelkeit

Gestörte Magenentleerung – Beschleunigung

Eine wesentliche Beschleunigung der Magenentleerung kommt nur nach chirurgischer Elimination der Funktion des Pylorus vor. Auch bei einer initialen Sturzentleerung kann die weitere Entleerung normal oder sogar verzögert sein. Eine Magenretention von unverdaulichen Nahrungsbestandteilen schließt daher eine Sturzentleerung mit Dumpingsyndrom nicht aus. Beim Dumpingsyndrom wird die Entleerung fester Nahrung durch Trinken beschleunigt.

Dumpingsyndrom

Die Diagnose des Dumpingsyndroms aufgrund der Anamnese ist einfach, wenn die wichtigsten Symptome vorhanden sind. Bei manchen Patienten führt die Sturzentleerung des Magens zu Diarrhö. Die reaktive Hypoglykämie (Spätdumping) ist selten.

Gestörte Magenentleerung – Beschleunigung

Ursachen

- Chirurgische Zerstörung des Magenausgangs (Pyloroplastik, distale Magenresektion)
- durch zusätzliche Vagotomie verstärkt

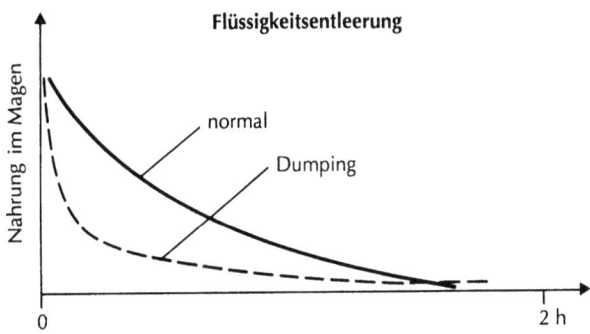

Folgen der beschleunigten Magenentleerung

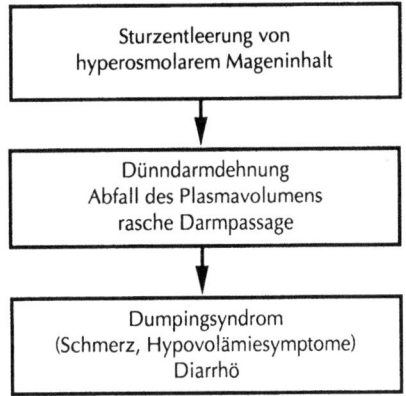

Gestörte Magenentleerung - Therapie

Verzögerung

Die Diätempfehlungen richten sich nach den individuellen Erfahrungen und Unverträglichkeiten des Patienten. Ein Therapieversuch mit Prokinetika ist fast in jedem Fall angezeigt. Die Indikation zur chirurgischen Therapie liegt nur selten vor. Sie darf erst nach mehreren erfolglosen Therapieversuchen und längerer Beobachtungsdauer gestellt werden, weil eine spontane Besserung noch nach vielen Monaten möglich ist.

Dumpingsyndrom

Die Diät ist die entscheidende Behandlungsmaßnahme und genügt bei den meisten Patienten. Selten ist eine zusätzliche medikamentöse Therapie erforderlich. Sie beruht auf der Verzögerung der Entleerung durch Erhöhung der Viskosität des Mageninhalts und einer Verlangsamung der Resorption im Dünndarm. Chirurgische Korrektureingriffe sind fast nie angezeigt und sollten spezialisierten Zentren vorbehalten bleiben.

Gestörte Magenentleerung - Therapie

Verzögerung

Allgemeine Maßnahmen
- individuell schlecht vertragene Nahrungsmittel verbieten

↓

Medikamente (wenn nötig)
- Prokinetika (s. S. 9)

↓

Chirurgie (selten angezeigt)
- z. B. Pyloroplastik bei selektiv-proximaler Vagotomie mit Denervierung des Antrums

Beschleunigung (Dumpingsyndrom)

Allgemeine Maßnahmen
- Keine rasch resorbierbaren Kohlenhydrate
- Mehrere kleine Mahlzeiten
- Intervall zwischen Essen und Trinken ≥ 1 h
- Nach dem Essen hinlegen

↓

Medikamente (wenn nötig)
- Guar 3 mal 5 g vor dem Essen (Resorptionsverzögerung)

↓

Chirurgie (selten angezeigt)
- Umwandlungsoperation (z. B. Billroth II in Roux-Y) Erfolg nicht vorhersagbar

Gallerefluxsyndrom

Pathophysiologie

Gallereflux ist physiologisch. Es sind keine refluxbedingten Erkrankungen des nichtoperierten Magens bekannt. Bei manchen Patienten mit postoperativen Beschwerden steht galliges Erbrechen im Vordergrund und führt zur Erleichterung der epigastrischen Schmerzen. Es ist unbekannt, warum manche Patienten dieses Syndrom entwickeln und wie es zu den Beschwerden kommt.

Diagnose

Die Symptome des Syndroms sind nicht spezifisch, da nach Operationen, die den Gallereflux steigern, auch Entleerungstörungen auftreten können (s. S. 34), die zum galligen Erbrechen führen. Vor der Diagnosestellung müssen daher unbedingt andere Ursachen ausgeschlossen werden, die die Symptome erklären könnten (z. B. Ulkus, Pankreatitis).

Therapie

Die Erfolgsaussichten einer medikamentösen Behandlung sind gering. Bei starken Beschwerden und gesicherter Diagnose bringt die Umwandlungsoperation (z. B. von Billroth II in Roux-Y) gute Ergebnisse.

Gallerefluxsyndrom

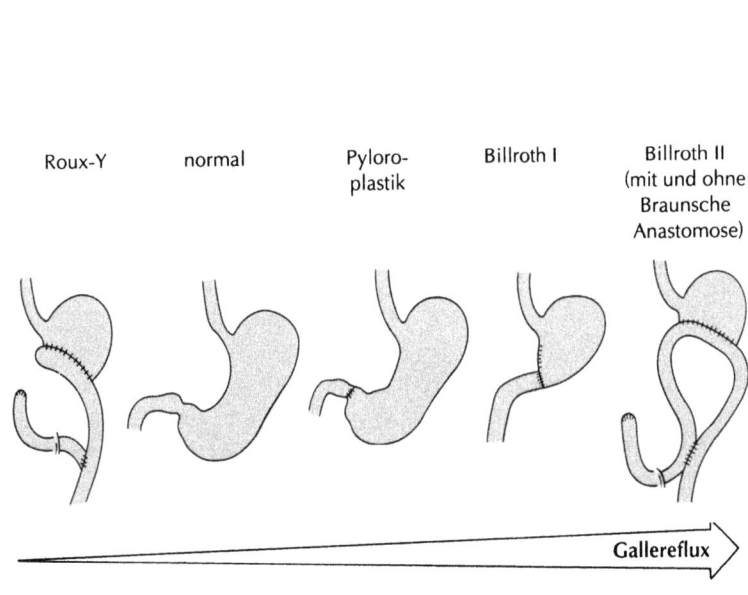

Symptome

- Galleerbrechen
- Übelkeit
- Epigastrische Schmerzen

Diagnostik

- Endoskopie: Magenerythem
- Ausschluß anderer Ursachen der Beschwerden
- Gallereflux > 120 µmol/h
- Schmerzprovokation durch intragastrale Infusion von eigenem Intestinalsaft

Therapie

- Medikamentöser Therapieversuch mit
  Prokinetika (s. S. 9)
  $Al(OH)_3$-haltigen Antazida (7 mal 10 ml)
  Ursodeoxycholsäure (1 g nocte)
  Sucralfat (4 mal 1 g)
- Umwandlungsoperation in Roux-Y
  (selten indiziert)

Chronisch intermittierende intestinale Pseudoobstruktion

Das Krankheitsbild hat seinen Namen daher, daß es sich wie ein mechanischer (Sub-)Ileus präsentieren kann. Die Erkrankung kann den gesamten Darmtrakt oder ein Segment betreffen. Ihre Manifestation am Magen wird als idiopathische Magenentleerungsstörung bezeichnet und ist auf S. 34 beschrieben. Die Ausprägung der Pseudoobstruktion und ihrer Symptome variiert sehr stark. Ähnliche Symptome können durch „Fesselung" des Darms hervorgerufen werden, z. B. durch narbige Veränderungen durch Peritonitis oder Bestrahlung oder durch Peritonealkarzinose.

Die Patienten werden oft unter dem fälschlichen Verdacht eines Obstruktionsileus laparotomiert.

Diagnose

Eine Obstruktion oder Fesselung läßt sich in der Regel durch eine Kontrastmitteluntersuchung des Dünndarms ausschließen.

Therapie

Eine erfolgreiche Behandlung der Grundkrankheit ist nur selten möglich. Motilitätshemmende Substanzen (s. S. 8) sollen gegebenenfalls abgesetzt werden. In leichteren Fällen ist eine Therapie mit Prokinetika wirksam (s. S. 9). In schweren Fällen wird eine konservative Ileusbehandlung durchgeführt.

Chronisch intermittierende intestinale Pseudoobstruktion

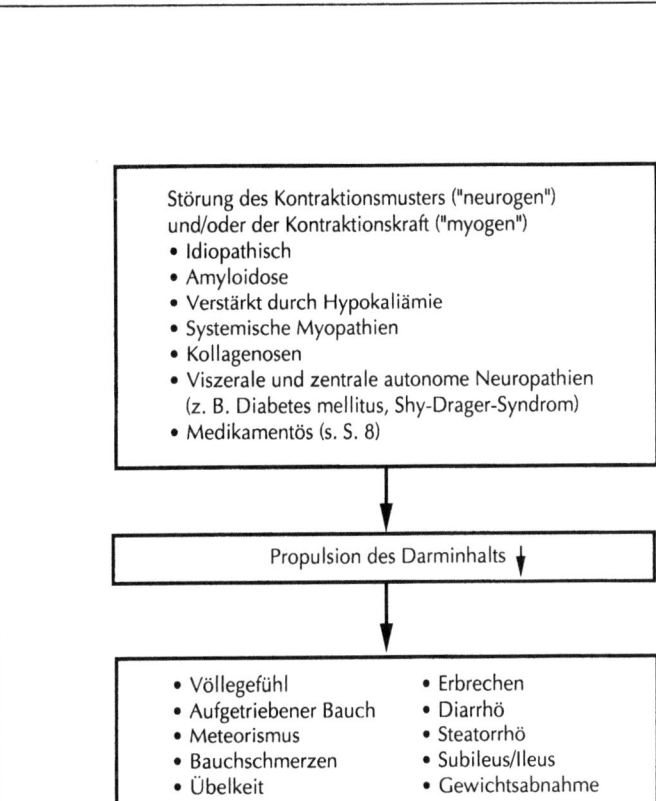

Störung des Kontraktionsmusters ("neurogen") und/oder der Kontraktionskraft ("myogen")
- Idiopathisch
- Amyloidose
- Verstärkt durch Hypokaliämie
- Systemische Myopathien
- Kollagenosen
- Viszerale und zentrale autonome Neuropathien (z. B. Diabetes mellitus, Shy-Drager-Syndrom)
- Medikamentös (s. S. 8)

Propulsion des Darminhalts ↓

- Völlegefühl
- Aufgetriebener Bauch
- Meteorismus
- Bauchschmerzen
- Übelkeit

- Erbrechen
- Diarrhö
- Steatorrhö
- Subileus/Ileus
- Gewichtsabnahme

Diagnostik

Röntgen
- Dünndarmspiegel
- Dilatierte Darmschlingen
- Verzögerte Passage
- Kein mechanisches Hindernis

Manometrie
- Kontraktionsamplituden ↓
- Gestörtes Motilitätsmuster nüchtern
- Verminderte Stimulierbarkeit durch Probemahlzeit

Gallenwege: Biliäre Schmerzen – Physiologie und Pathophysiologie

Physiologie

Gallenblase und Sphincter Oddi steuern gemeinsam den Gallefluß von der Leber in die Gallenblase und durch den Ductus choledochus ins Duodenum. Der Sphincter Oddi verhindert außerdem den Reflux von Duodenalinhalt in den Ductus choledochus und pancreaticus.

Ursachen von Beschwerden

Der Nachweis einer Cholezystolithiasis ohne typische Koliken, Cholezystitis oder Zeichen einer Choledochusobstruktion erfordert eine weitere Abklärung der Beschwerden. Eine Choledocholithiasis läßt sich mit ausreichender Sicherheit nur durch endoskopisch retrograde Cholangiographie (ERC), nicht aber durch Sonographie und Laboruntersuchungen ausschließen.

Beschwerden nach Cholezystektomie (Postcholezystektomiesyndrom) können viele Ursachen haben. Von seiten der Gallenwege ist die Choledocholithiasis am häufigsten. In ca. 10% der Fälle liegt die Ursache in der Papille. Dies ist wahrscheinlich durch wiederholte Passagen kleiner Konkremente verursacht, die zur Entzündung und narbigen Stenose führen.

Primäre Motilitätsstörungen der Gallenwege (Dyskinesie der Gallenwege) sind noch unzureichend charakterisiert. Wahrscheinlich kann ein parapapilläres Duodenaldivertikel zu einer Sphinkterfunktionsstörung führen.

Symptomatik

Die Beschwerden können typisch, oft aber auch uncharakteristisch sein.

Ursachen von Beschwerden

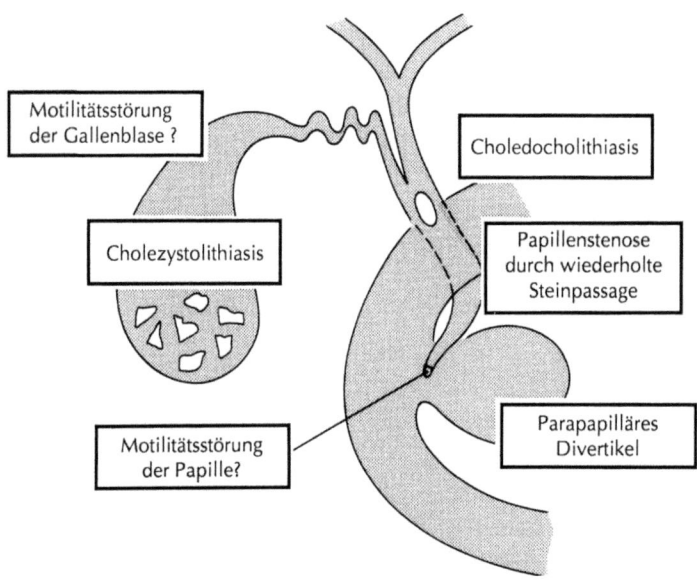

Typischer biliärer Schmerz

- Schmerzen im rechten Oberbauch
- während und kurz nach dem Essen
- Kolikartig
- Ausstrahlung gegen Rücken und rechte Schulter

Biliäre Schmerzen nach Ausschluß von Konkrementen - Diagnostik und Therapie

Diagnostik

Bei der zum Ausschluß einer Choledocholithiasis durchgeführten endoskopischen retrograden Cholangiographie (ERC) lassen sich Hinweise auf eine Abflußstörung gewinnen. Die Manometrie ist invasiv und aufwendig. Sie wird deshalb selten durchgeführt. Die nuklearmedizinische Diagnostik ist dagegen einfach und nicht invasiv. Sie kann daher großzügig eingesetzt werden, wenn bei unklaren Beschwerden eine Störung des Sphincter Oddi vermutet wird.

Therapie

Die primäre Therapie ist immer medikamentös. Die endoskopische Papillotomie ist zwar bei gesicherter Diagnose wirksam, sollte aber wegen der möglichen Komplikationen, vor allem bei erhaltener Gallenblase, nur bei erheblichen Beschwerden eingesetzt werden.

Diagnostik

Labor

- Erhöhung der Cholestaseparameter (alkalische Phosphatase, γGT, Bilirubin) nicht immer vorhanden

ERC

- Erweiterter Ductus choledochus
- Verzögerte Entleerung des Kontrastmittels

Manometrie des Sphincter Oddi

- Erhöhter Basaldruck

Therapie

- Medikamente
  - Nitrate (z. B. Nitro-Spray, 1 - 2 Hübe)
  - Kalziumantagonisten (z. B. Nifedipin 10 mg)
  - Spasmolytika (z. B. Hymechromon 400 mg)
- Endoskopische Papillotomie

Praktisches Vorgehen

Basisdiagnostik

Mit der Basisdiagnostik werden „organische" Krankheiten gesucht. Es handelt sich vorwiegend um nicht motilitätsbedingte Erkrankungen. Die Abgrenzung bleibt allerdings arbiträr, da wohl letztlich alle Störungen eine strukturelle Veränderung als Ursache haben.

Die Abklärung der Dyspepsie erfolgt stufenweise. Eine rasche Abfolge der diagnostischen Schritte ist dann wichtig, wenn Hinweise auf Krankheiten bestehen, deren Prognose durch eine Frühtherapie verbessert werden kann.

Diagnostik und Therapie stehen in einem dynamischen Verhältnis zueinander. Eine erfolgreiche Probetherapie ohne sichere Diagnose berechtigt zu einem zumindest vorläufigen Aufschub weiterer Abklärungen, während ein therapeutischer Mißerfolg nach weiteren Möglichkeiten der Ursache suchen läßt.

Beschwerden und Befunde

Abdominalbeschwerden sind oft vieldeutig. Ein pathologischer Befund bedeutet nicht mit Sicherheit, daß die Beschwerden damit erklärt sind. Dies betrifft vorwiegend häufige Befunde wie z. B. Gallensteine.

Basisdiagnostik

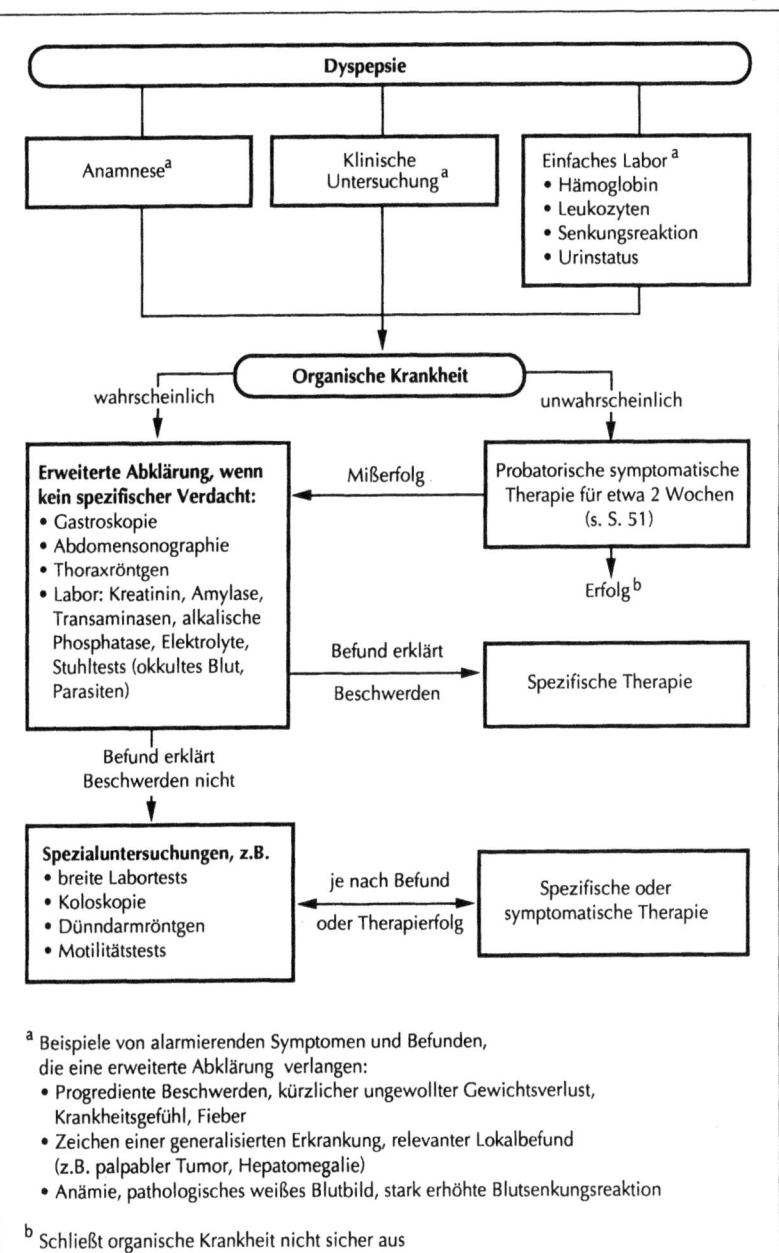

Probatorische symptomatische Therapie

Auf jeder Stufe einer negativen Diagnostik (s. S. 49) stellt die probatorische symptomatische Therapie einen in der Praxis oft unumgänglichen Kompromiß dar.

Diagnose ex iuvantibus

Eine Diagnose aufgrund einer erfolgreichen symptomatischen Therapie (ex iuvantibus) ist aus den folgenden Gründen unsicher: Viele Krankheiten zeigen einen periodischen Verlauf mit spontanen Besserungen, wobei die Patienten den Arzt meist während der stärksten Beschwerden aufsuchen. Ferner sind die verfügbaren Therapien unspezifisch; mit einem Säurehemmer können auch die Symptome eines malignen Magenulkus gebessert werden. Schließlich unterliegen sowohl der Patient wie auch der beurteilende Arzt der Placebosuggestion.

Probatorische symptomatische Therapie

Beschwerden	Therapieversuch	
	1. Wahl	2. Wahl
Refluxbeschwerden (retrosternaler Schmerz u./o. epigastrischer Schmerz oder Brennen, saures Aufstoßen)	H_2-Blocker [a]	Prokinetikum (s. S. 9)
Epigastrischer Schmerz [b]	H_2-Blocker [a]	
Völlegefühl, Blähungen, frühe Sättigung	Prokinetikum (s. S. 9)	
Uncharakteristische Beschwerden	Prokinetikum (s. S. 9)	

[a] Während 2 Wochen 1- bis 2mal täglich: Cimetidin 400 mg, Ranitidin 150 mg, Famotidin 20 mg, Nizatidin 150 mg oder Roxatidin 75 mg. Bei Erfolg anschließend nach Bedarf bis zu 2 mal täglich 1 Tablette

[b] Wenn kolikartig, Spasmolytikum (s. S. 47) und baldige Abklärung

Pharyngeale und retrosternale Beschwerden – Differentialdiagnostik der Symptomatik

Dysphagie

Der Patient kann meist zwischen oropharyngealer und ösophagealer Dysphagie unterscheiden. Dies ist für die weitere Abklärung u. U. bedeutsam. Bei oropharyngealer Dysphagie ist beispielsweise vor der Endoskopie eine Röntgenuntersuchung mit Barium zu empfehlen.

Regurgitation

Saure Regurgitation als Leitsymptom erlaubt die Diagnose Refluxkrankheit.

Brennen, Schmerz

Viele Patienten können nicht sicher angeben, ob ein Schmerz brennend, drückend, krampfartig oder stechend ist. Die Schmerzqualität hilft somit bei der Differentialdiagnose wenig.

Pharyngeales, retrosternales und epigastrisches Brennen kommen bei der Refluxkrankheit vor. Sodbrennen (vom Epigastrium aufsteigendes Brennen) als Leitsymptom weist auf eine Refluxkrankheit hin.

Retrosternale Schmerzen bei negativer kardialer Diagnostik gehen in etwa der Hälfte der Fälle vom Ösophagus aus. Typische Auslöser (körperliche Belastung bei kardialen Schmerzen, Essen bei ösophagealen Beschwerden) werden nicht immer angegeben.

Pharyngeale und retrosternale Beschwerden – Differentialdiagnostik der Symptomatik

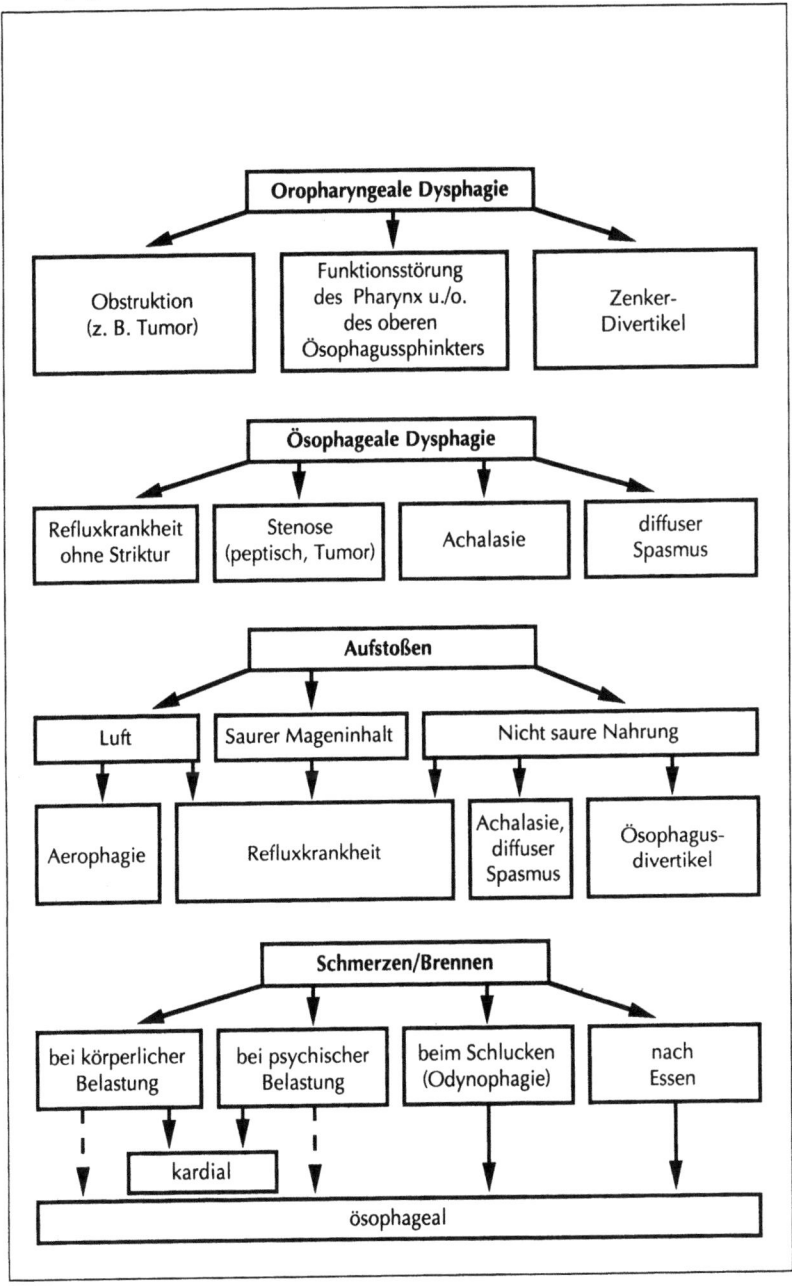

Pharyngeale und retrosternale Beschwerden – Vorgehen

Bei Dysphagie ist eine sofortige Abklärung angezeigt.

Wenn die Beschwerden durch die Endoskopie nicht geklärt wurden, ist eine weitere Diagnostik angezeigt.

Pharyngeale und retrosternale Beschwerden – Vorgehen

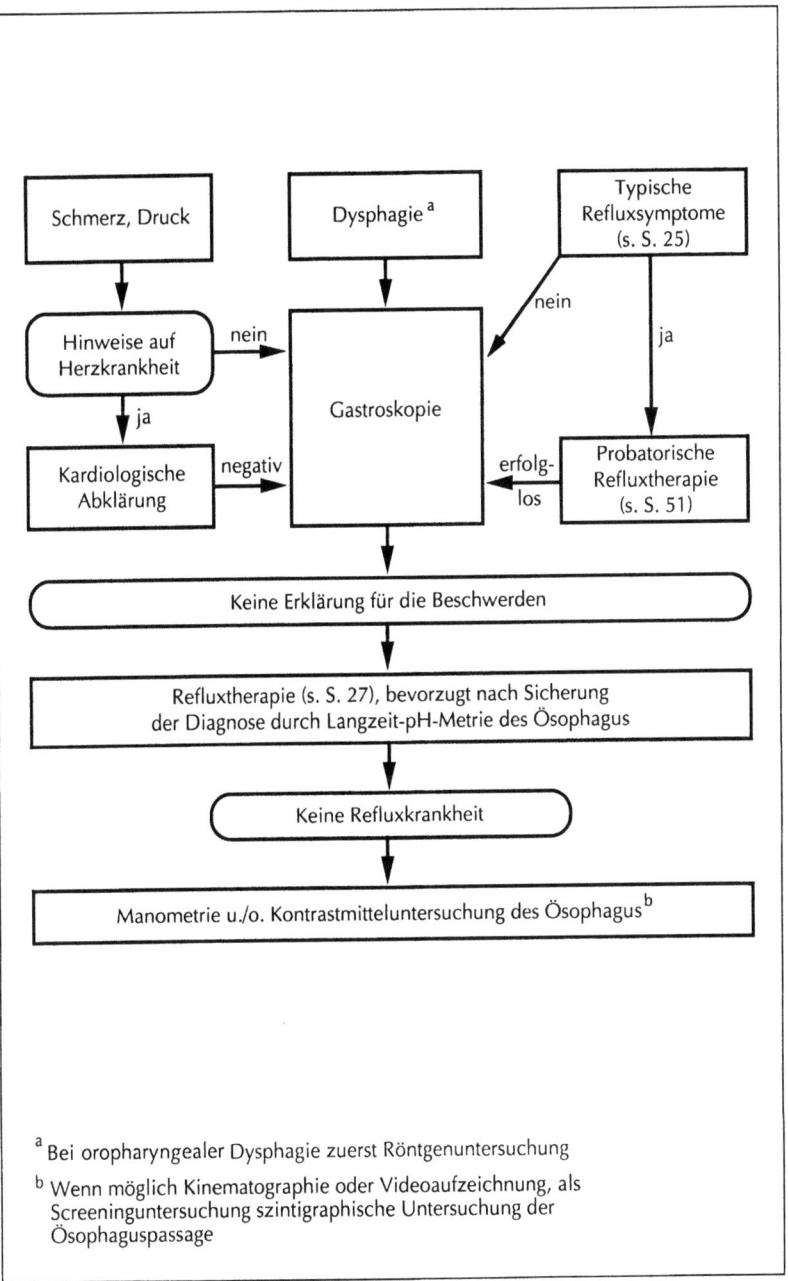

[a] Bei oropharyngealer Dysphagie zuerst Röntgenuntersuchung

[b] Wenn möglich Kinematographie oder Videoaufzeichnung, als Screeninguntersuchung szintigraphische Untersuchung der Ösophaguspassage

Oberbauchbeschwerden – Symptomatik

Das gegenüberliegende Schema gibt typische epigastrische Beschwerdebilder an. Eine verläßliche Organzuordnung anhand der Beschwerden ist nicht möglich.

Oberbauchbeschwerden – Symptomatik

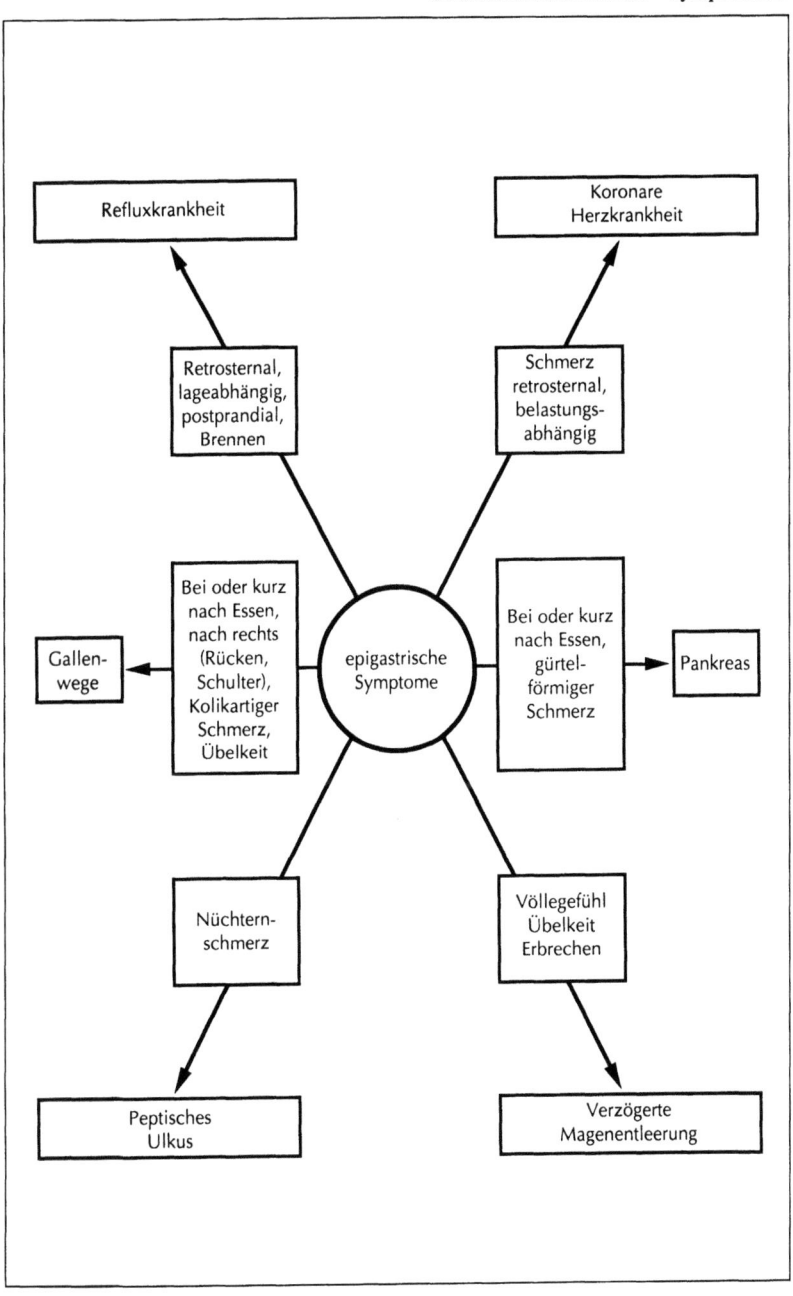

Oberbauchbeschwerden – Vorgehen

Epigastrische Beschwerden sind in der Allgemeinpraxis derartig häufig und so selten Ausdruck einer schwerwiegenden Erkrankung, daß eine sofortige ausführliche Diagnostik nicht bei jedem Patienten gerechtfertigt ist. Wenn keine alarmierenden Symptome vorhanden sind (s. S. 49) und die Intensität der Beschwerden nicht zu einer sofortigen Abklärung zwingt, so kann zunächst eine probatorische Behandlung (s. S. 51) versucht werden. Die Dauer der probatorischen Therapie beträgt etwa 2 Wochen.

Weitere apparative Diagnostik

Die Reihenfolge der weiteren Diagnostik richtet sich nach der wahrscheinlichsten Ursache der Beschwerden. Ein fixes Abklärungsschema ist nicht sinnvoll.

Oberbauchbeschwerden – Vorgehen

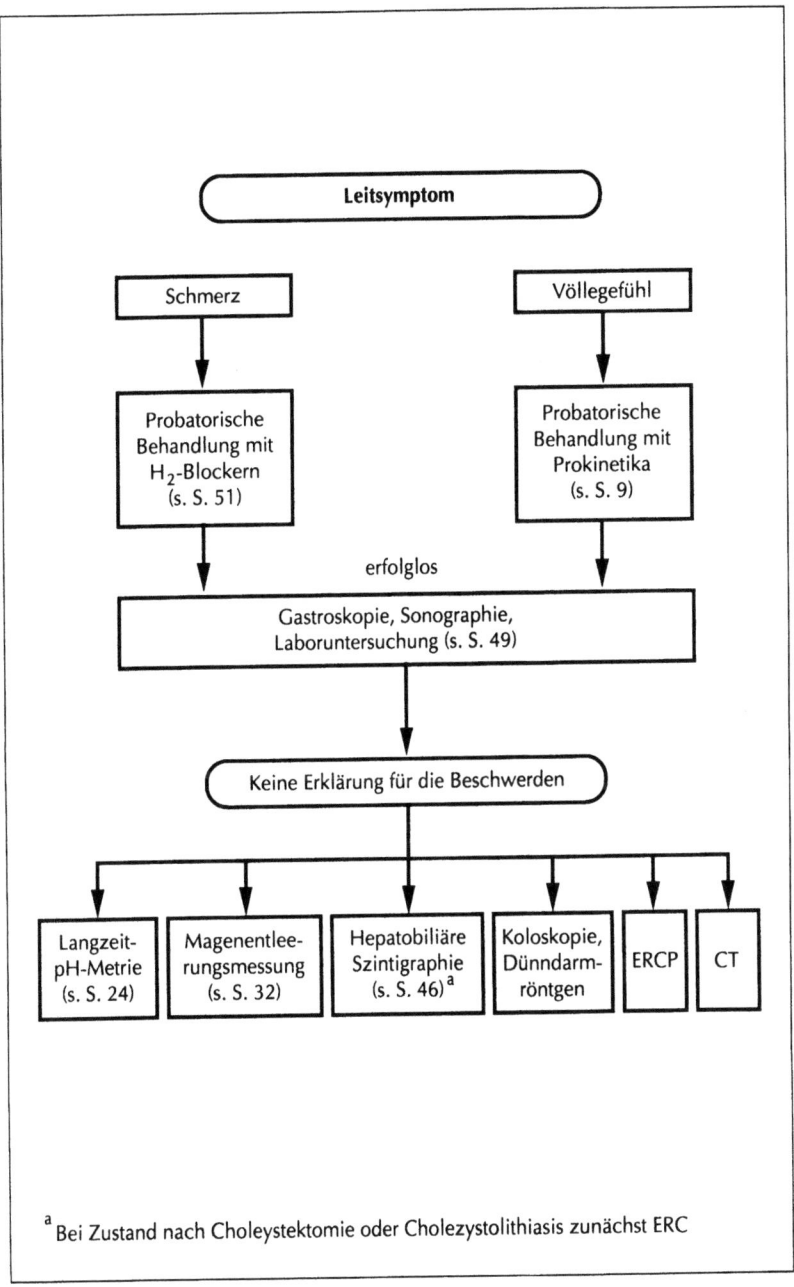

a Bei Zustand nach Choleystektomie oder Cholezystolithiasis zunächst ERC

Mittelbauchbeschwerden

Basisdiagnostik

Eine umgehende Diagnostik ist angezeigt bei stärkeren Schmerzen, insbesondere bei Verdacht auf Obstruktion (kolikartige Mittelbauchschmerzen, meist mit Meteorismus).

Gasbeschwerden, insbesondere in Kombination mit Diarrhö, lenken den Verdacht auf eine Kohlenhydratmalabsorption (s. S. 14). Bei negativem Befund wird eine probatorische Behandlung (s. S. 51) verordnet und der Verlauf beobachtet.

Weitere Diagnostik

Die Reihenfolge der weiteren Diagnostik richtet sich nach der wahrscheinlichsten Ursache der Beschwerden. Ein fixes Abklärungsschema ist nicht sinnvoll.

Bei (Sub-)Ileus ist auch an eine intestinale Pseudoostruktion zu denken (s. S. 42).

Mittelbauchbeschwerden

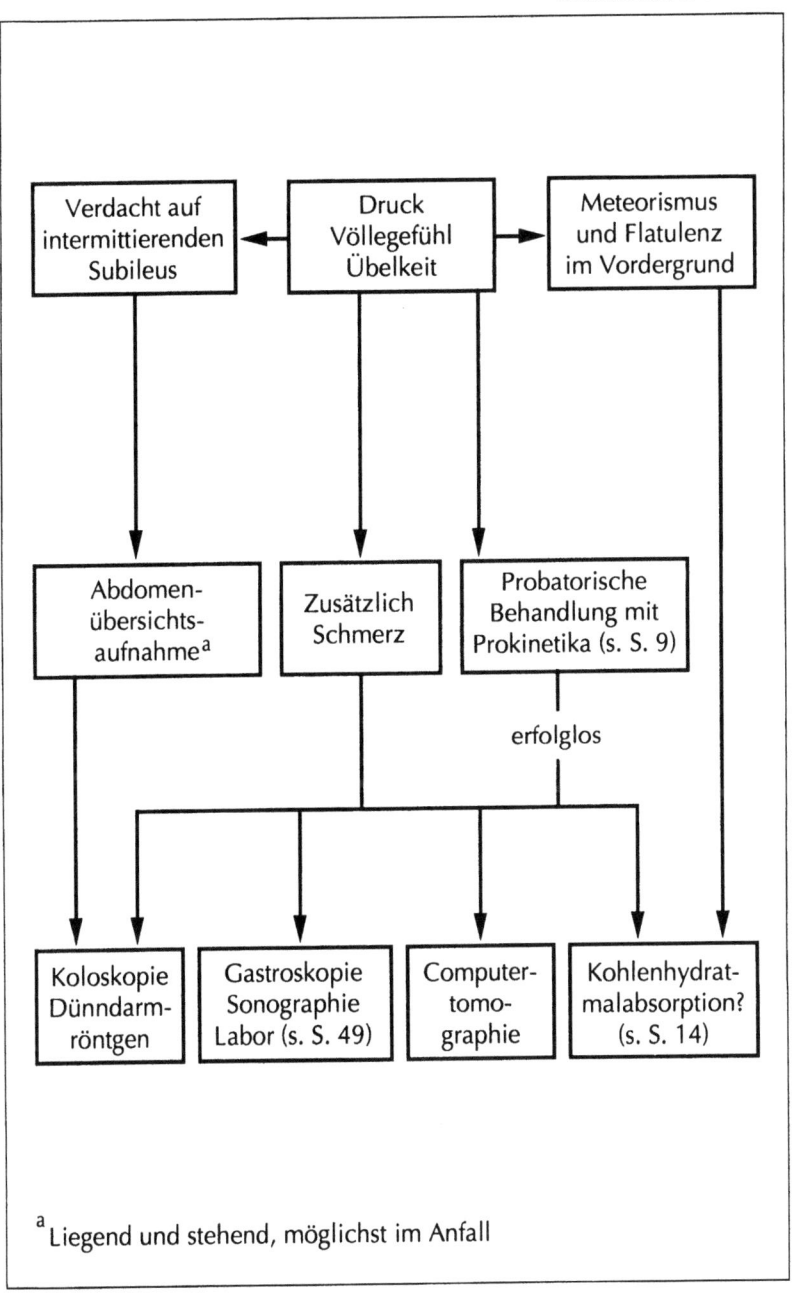

a Liegend und stehend, möglichst im Anfall

Beschwerden nach Magenoperationen

Persistierende oder neu aufgetretene Beschwerden nach Magenoperationen erfordern immer eine Gastroskopie. Nach Operationsverfahren, die zu einer Steigerung des Gallerefluxes führen (s. S. 41), ist ein Erythem im distalen Restmagen normal. Das Dumpingsyndrom ist die häufigste Funktionsstörung nach Magenresektion.

Bei einem Teil der Patienten mit Beschwerden nach Magenoperation kann weder eine überzeugende Diagnose gestellt noch eine befriedigende Therapie gefunden werden. Viele dieser Patienten drängen auf eine Reoperation; ein Erfolg ist damit fast nie zu erzielen.

Beschwerden nach Magenoperationen

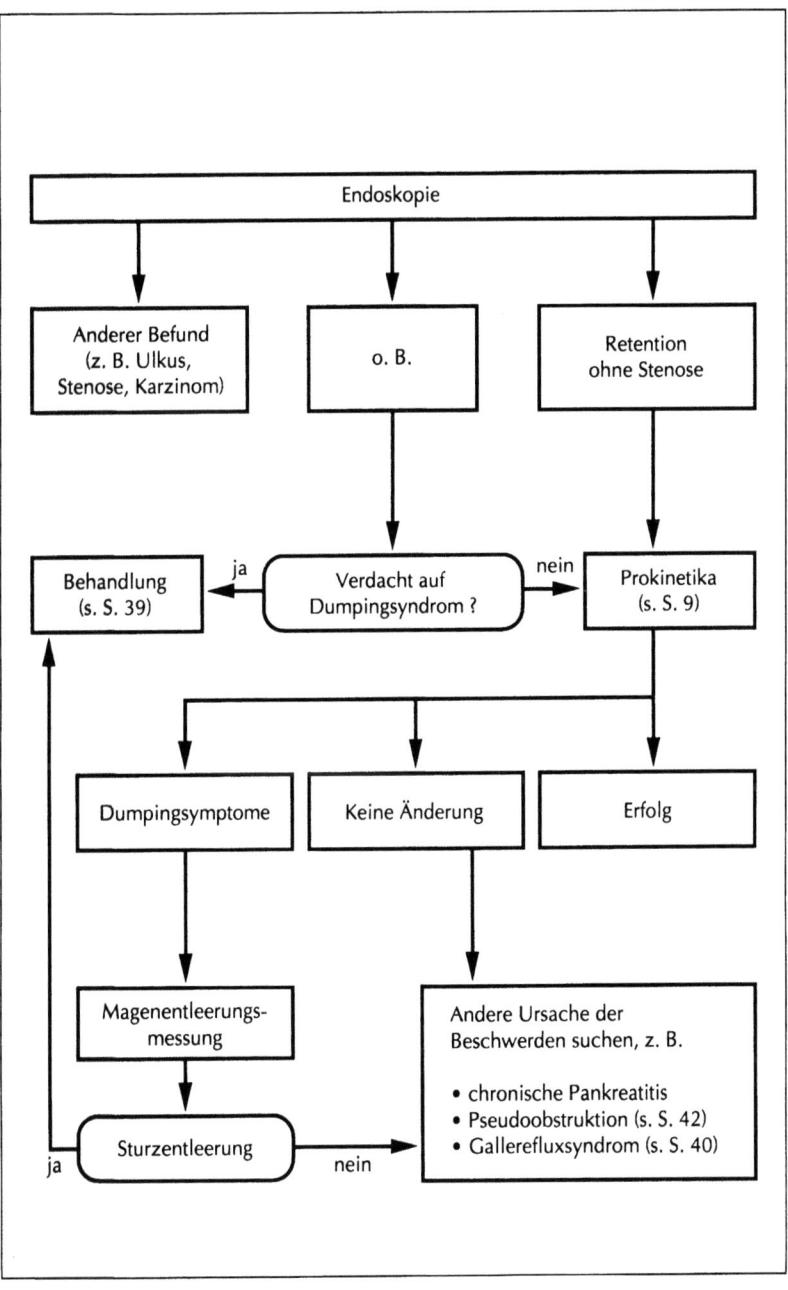

Dyspepsie ungeklärter Ursache

Sinnvolle Maßnahmen

Bei persistierender Dyspepsie, bei der Diagnostik und symptomatische Behandlung ergebnislos bleiben, ist gelegentlich eine kurze stationäre Beobachtung sinnvoll. Eine psychiatrische oder psychosomatische Untersuchung ist zu erwägen. Nach Wochen bis Monaten soll nochmals nach einer Ursache gefahndet werden, insbesondere nach Alarmbefunden (Kontrolle von Gewicht, Blutbild, alkalischer Phosphatase, Entzündungsparametern).

Schwer durchführbare Maßnahmen

Möglicherweise sinnvoll sind Maßnahmen wie Arbeitsplatzwechsel, Änderung der sozialen Situation und Partnerwechsel. Sie sind aber nur selten durchführbar.

Sinnlose Maßnahmen

Nicht angezeigt ist es, bei unveränderter Symptomatik Endoskopien und Röntgenuntersuchungen zu wiederholen. Keinen Aufschluß über die Ursache der Beschwerden ergibt eine Magensekretionsanalyse.

Behandlung

Die Behandlung einer histologisch nachgewiesenen Gastritis (s. S. 16) ist nur bei positivem CLO-Test gerechtfertigt. Bleibt trotz Aufklärung über das Fehlen einer gravierenden Erkrankung ein erheblicher Leidensdruck bestehen, so ist gegen einen Versuch mit „alternativen Therapien" (z. B. autogenes Training, Akupunktur, Neuraltherapie, Homöopathie) nichts einzuwenden.

Dyspepsie ungeklärter Ursache

Evtl. weitere Diagnostik:

- stationäre Beobachtung
- psychiatrische/psychosomatische Untersuchung

Evtl. weitere Behandlung:

- Aufklärung
- Wismut (Nachweis von H.pylori, s. S. 16)
- Psychotherapie

Nach Wochen bis Monaten

- Kontrolle von Allgemeinbefinden, körperlichem Befund, Gewicht, Blutbild, alkalischer Phosphatase, Entzündungsparametern

Literatur

Blum AL, Heading RC, Olbe L, Müller-Lissner SA (1989) Is duodenogastric reflux clinically relevant? Gastroenterol Int 2: 3-8

Camilleri M, Malagelada JR, Abell TL, Brown ML, Hench V, Zinsmeister AR (1989) Effect of six weeks of treatment with cisapride in gastroparesis and intestinal pseudoobstruction. Gastroenterology 96: 704-712

Heatley RV, Rathbone BJ (1987) Dyspepsia A dilemma for doctors? Lancet II: 779-781

Jones RH, Lydeard SE, Hobbs FDR et al. (1990) Dyspepsia in England and Scotland. Gut 31: 401-405

Kang JY, Tay HH, Wee A, Math MV, Yap I (1990) Effect of colloidal bismuth subcitrate on symptoms and gastric histology in non-ulcer dyspepsia. A double-blind placebo-controlled study. Dig Dis Sci 31: 476-480

Koelz HR, Muller C, Müller-Lissner SA (1990) Ulkusfibel. Springer, Berlin Heidelberg New York

Müller-Lissner SA, Starlinger M, Koelz HR (1989) Refluxfibel. Springer, Berlin Heidelberg New York

Müller-Lissner SA, Klauser AG (1989) Was ist gesichert in der Therapie gastrointestinaler Erkrankungen mit motilitätswirksamen Pharmaka? Internist 30: 797-804

Read NW (1987) Gastrointestinales Gas. In: Koelz HR, Aeberhard P (Hrsg) Gastroenterologische Pathophysiologie. Springer, Berlin Heidelberg New York, S 21

Richter JE, Barish CF, Castell DO (1986) Abnormal sensory perception in patients with esophageal chest pain. Gastroenterology 91: 845-852

Toouli J (1989) What is sphincter of Oddi dysfunction? Gut 30: 753-761

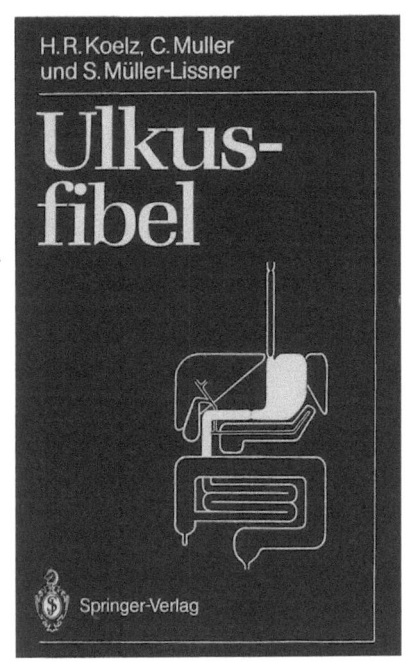

1990. VIII, 67 S. 32 Abb.
Brosch. DM 20,–
ISBN 3-540-52488-6

Die Ulkusfibel faßt knapp und verständlich die wichtigsten Informationen über die Ulkuskrankheit zusammen. Das Wesentliche ist aus schematischen Übersichten zu entnehmen, die durch kurze Texte erläutert werden.

Der vielbeschäftigte Arzt erhält damit rasch einen Überblick über den Krankheitsverlauf und die notwendigen Schritte zur Diagnose, Therapie und Prophylaxe der Ulkuskrankheit.

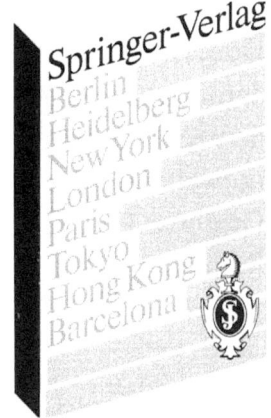

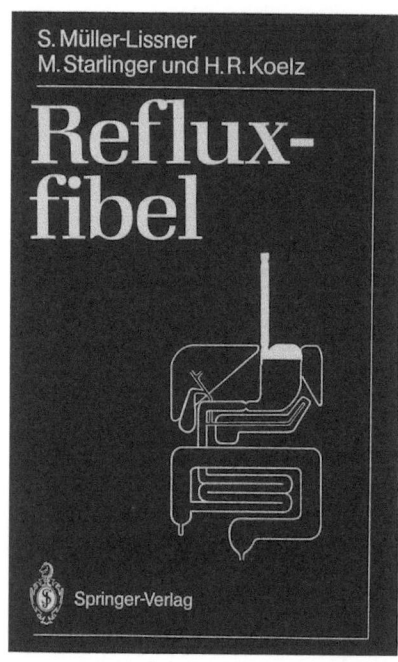

**S. Müller-Lissner
M. Starlinger und H. R. Koelz**

Reflux-
fibel

1989. VIII, 61 S. 33 Abb.
2 Farbtafeln.
Brosch. DM 20,-
ISBN 3-540-51007-9

Die Refluxfibel faßt knapp
und verständlich die
wichtigsten Aspekte der
gastroösophagealen
Refluxkrankheit
zusammen.

Das Wesentliche ist aus schematischen Übersichten
zu entnehmen, die durch kurze
Texte erläutert werden.

Der vielbeschäftigte Arzt erhält
damit rasch einen Überblick über
den Krankheitsverlauf und die
notwendigen Schritte in der
Diagnose und Therapie seiner
Refluxpatienten.

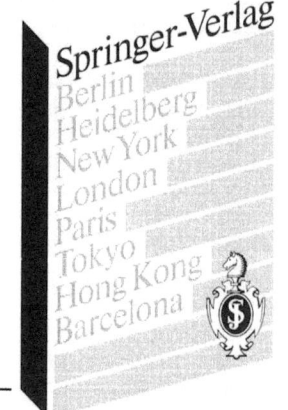

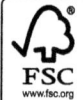

MIX
Papier aus verantwortungsvollen Quellen
Paper from responsible sources
FSC® C105338

If you have any concerns about our products,
you can contact us on
ProductSafety@springernature.com

In case Publisher is established outside the EU,
the EU authorized representative is:
**Springer Nature Customer Service Center GmbH
Europaplatz 3, 69115 Heidelberg, Germany**

Printed by Libri Plureos GmbH
in Hamburg, Germany